薬に頼らず
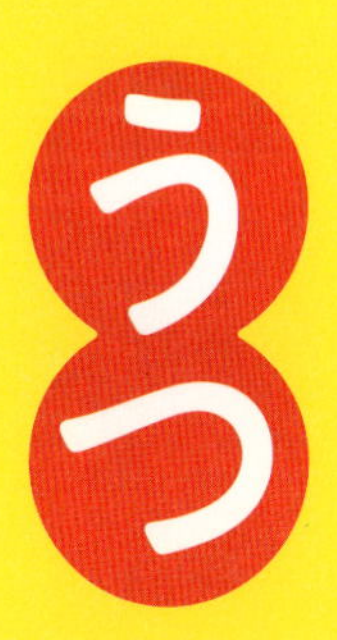

を治す方法

精神科医
藤川徳美

アチーブメント出版

ひと目でわかる！

うつと栄養、どんな関係？

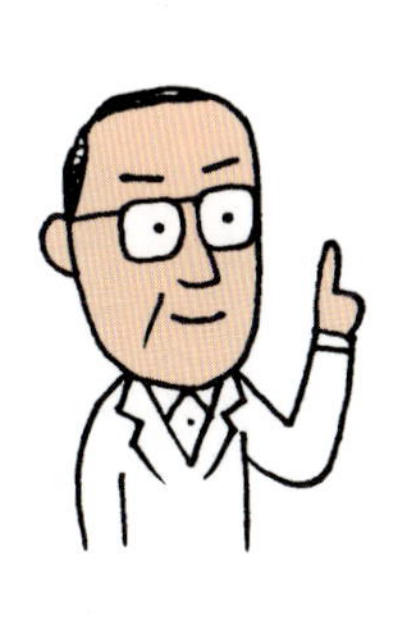

うつになります

健康な脳は
幸せを感じさせる
セロトニン
喜びを感じさせる
ドーパミン
という神経伝達物質で
満たされています。

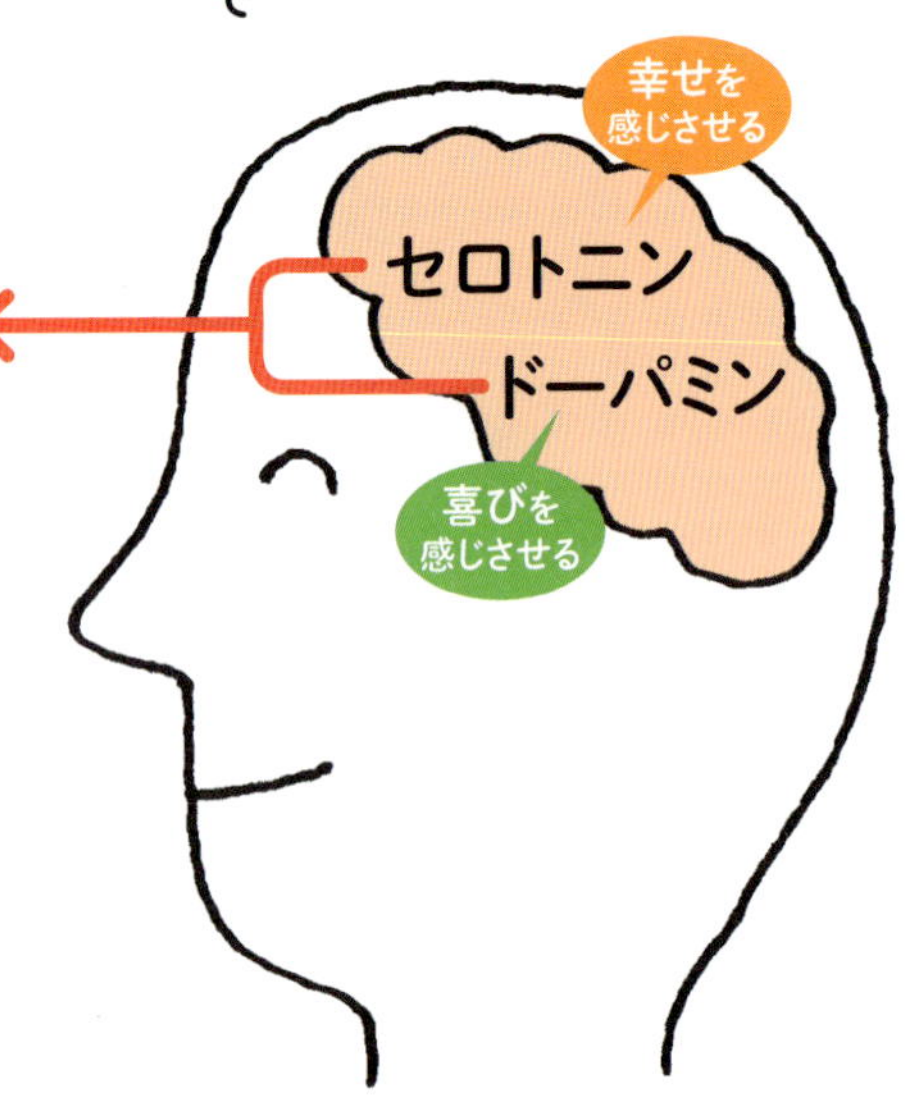

この２つの材料は

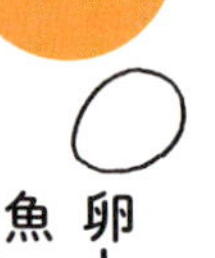

卵とか肉とか
魚とかに含まれる
タンパク質
です。

あまり知られていませんが…
実は、栄養失調で

作られる過程では

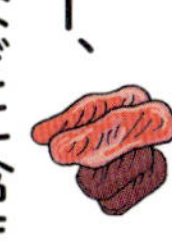

赤身肉とかレバー、
シジミやアサリなどに含まれる
鉄分
も必須です。

これらが足りないと…
幸せ（セロトニン）も
喜び（ドーパミン）も
作られなくなって
うつになります。

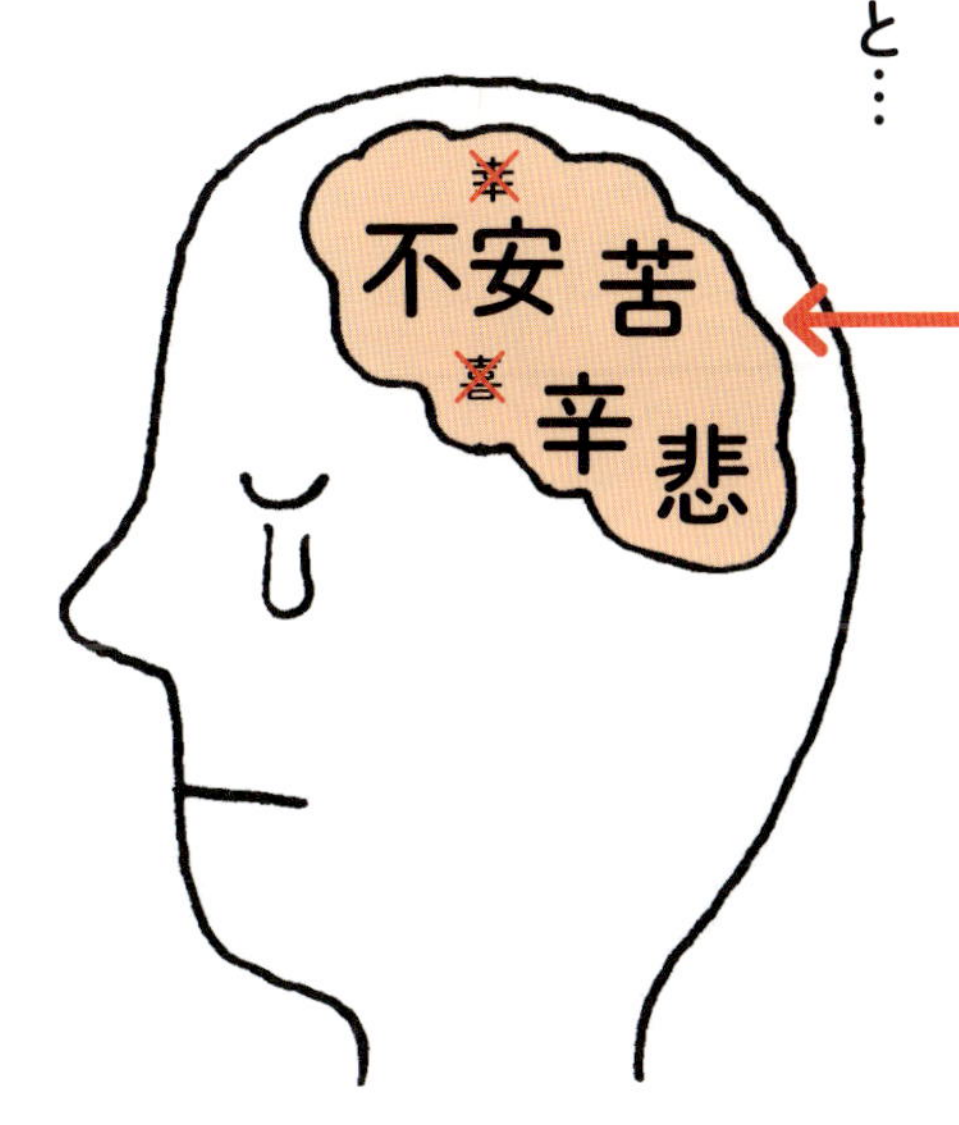

8割は女性です

女性は男性よりも
うつになるリスクが2〜3倍あります。

気分障害（躁うつ病含む）総患者数

厚生労働省が行った「平成26年患者調査」によると、気分［感情］障害（躁うつ病を含む）の総患者数（継続的に医療を受けている者）は男性が41万8,000人、女性が70万人と、女性が圧倒的に多かった。

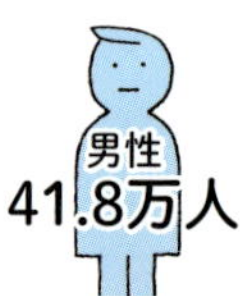

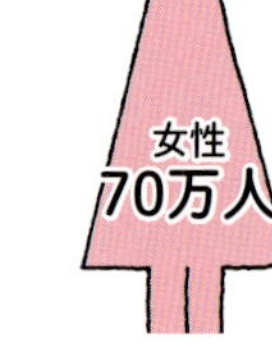

うつの生涯有病率

こころの健康科学研究事業「こころの健康についての疫学調査に関する研究」で行われた疫学調査（平成18年度）によると、気分障害の生涯有病率は男性が3.7%、女性が9.1%と、女性が約2.5倍、12カ月有病率では男性1%に対して女性3%と3倍も頻度が高かった。

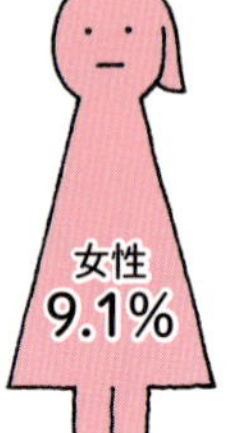

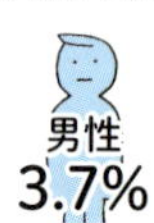

それは　なぜかというと

ふじかわ心療内科クリニック

当院の患者さんの

1に**生理**、2に**出産**です

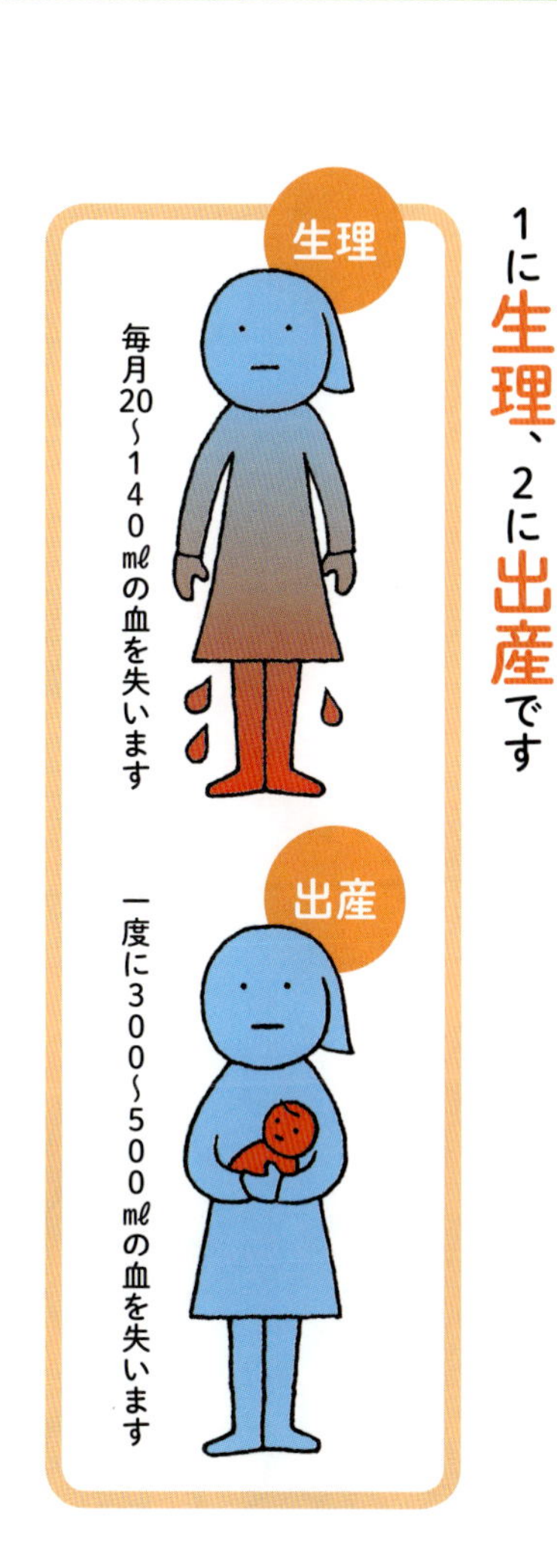

血の材料＝**鉄分**と**タンパク質**がからっぽになるから

うつになるんです。

菜食主義がもっと悪くします

肉は太るから
食べません
タンパク質は
大豆で取っています

タンパク質が不足して
うつになります。

体のために野菜
しか食べません
鉄分はホウレン草や
小松菜から取っています

鉄分が不足して
うつになります。

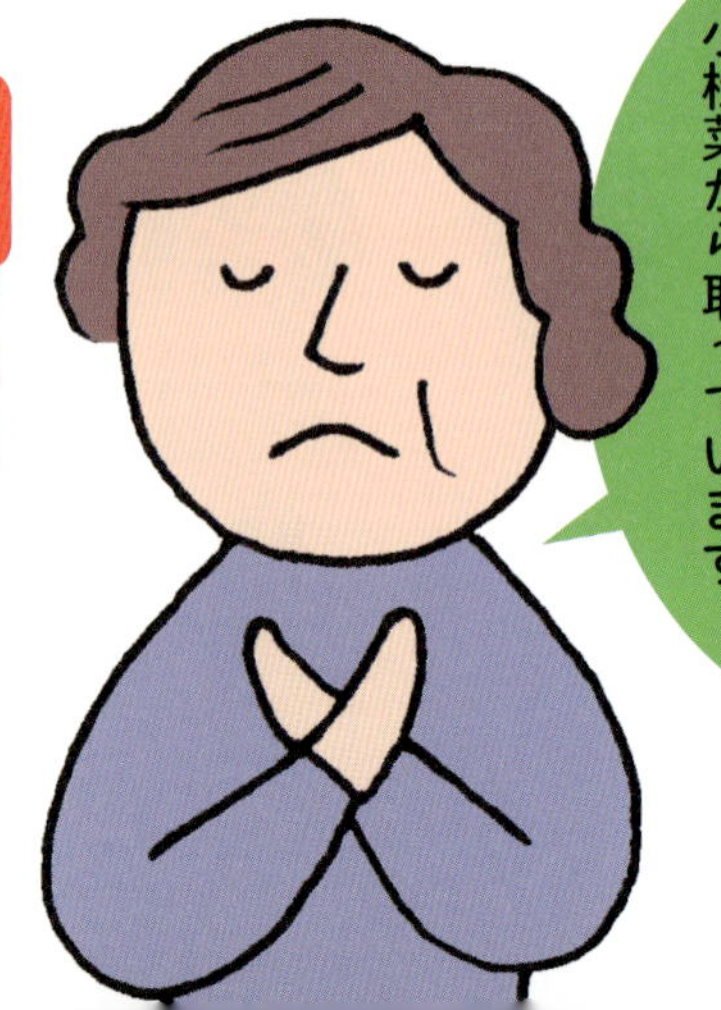

その上…

間違ったダイエットや

タンパク質も鉄分も動物性の方が効率的です。

タンパク質は動物性タンパク質と植物性タンパク質があります

動物性タンパク質		植物性タンパク質
卵		大豆・豆腐
プロテインスコア 100	>	プロテインスコア 56

※ プロテインスコア＝国連食糧農業機関が提示するタンパク質の品質を評価する指標。数値が高いほど理想的なタンパク源

鉄分は動物性のヘム鉄と植物性の非ヘム鉄があります
動物性
ヘム鉄
植物性
非ヘム鉄
吸収率
10~20%
>
吸収率
2~5%

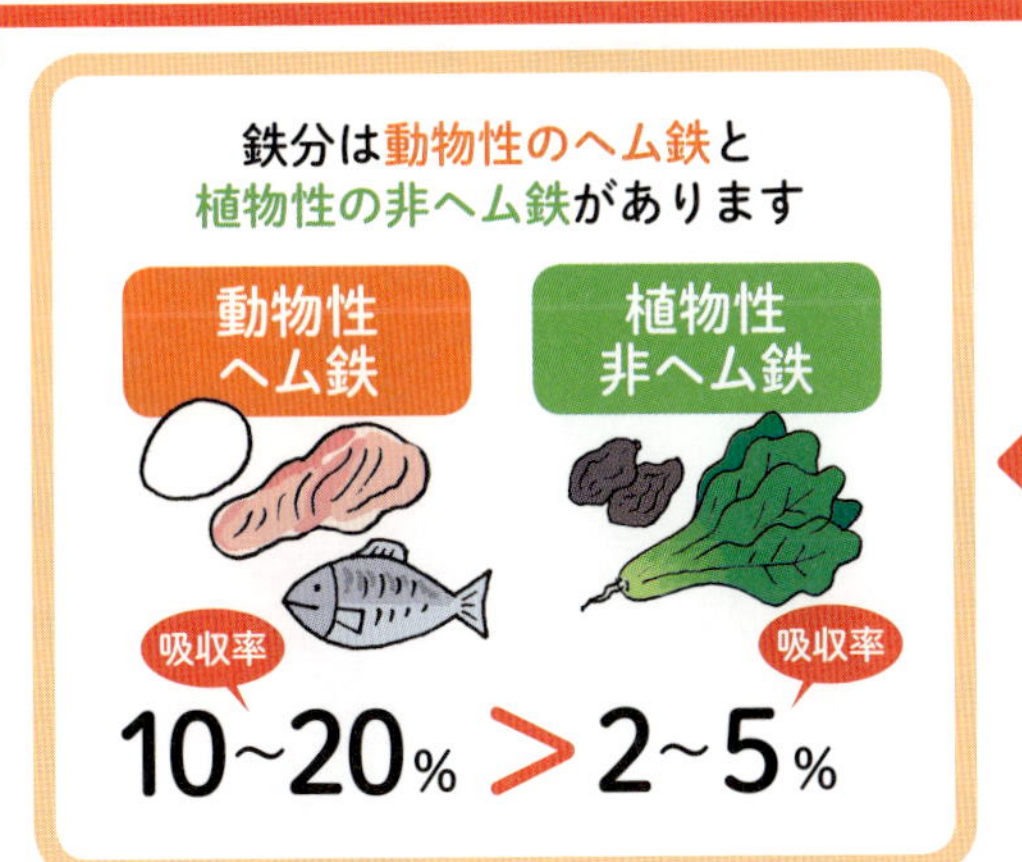

糖質まみれの食事の人も うつになりやすくなります

例えば…

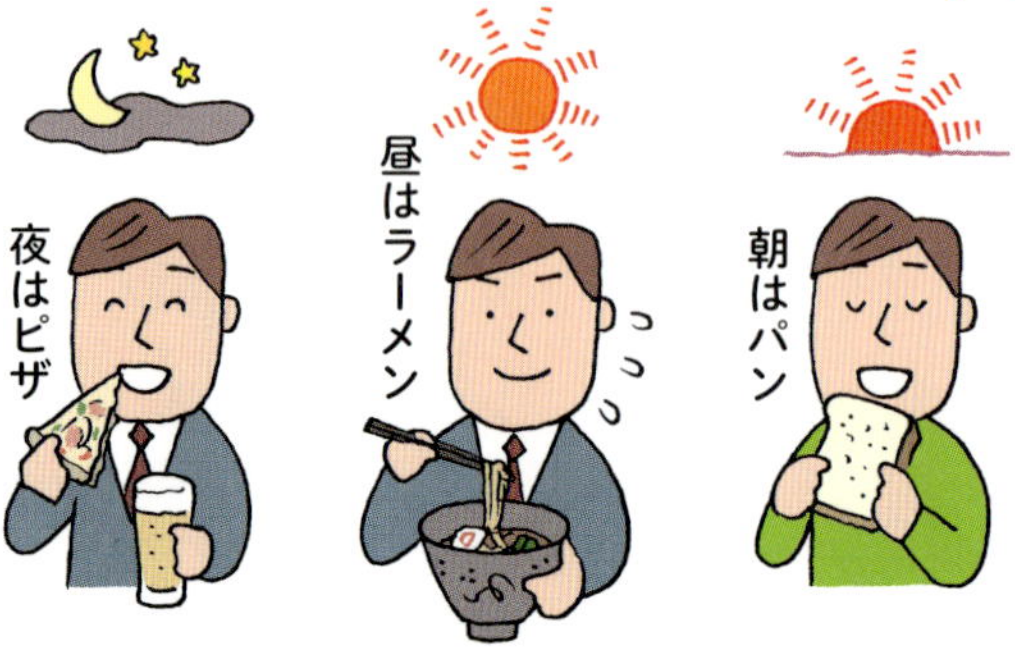

夜はピザ
昼はラーメン
朝はパン

ほぼ 糖質 だけで 鉄分 タンパク質 不足に

↓

血糖値が上昇

↓

その影響でビタミン、ミネラルが不足

↓

ホルモンの材料が不足

↓

神経伝達物質が作られなくなる
（セロトニン、ドーパミン）

↓

うつになる。

だから…
うつと
貧血の症状は
似ています。

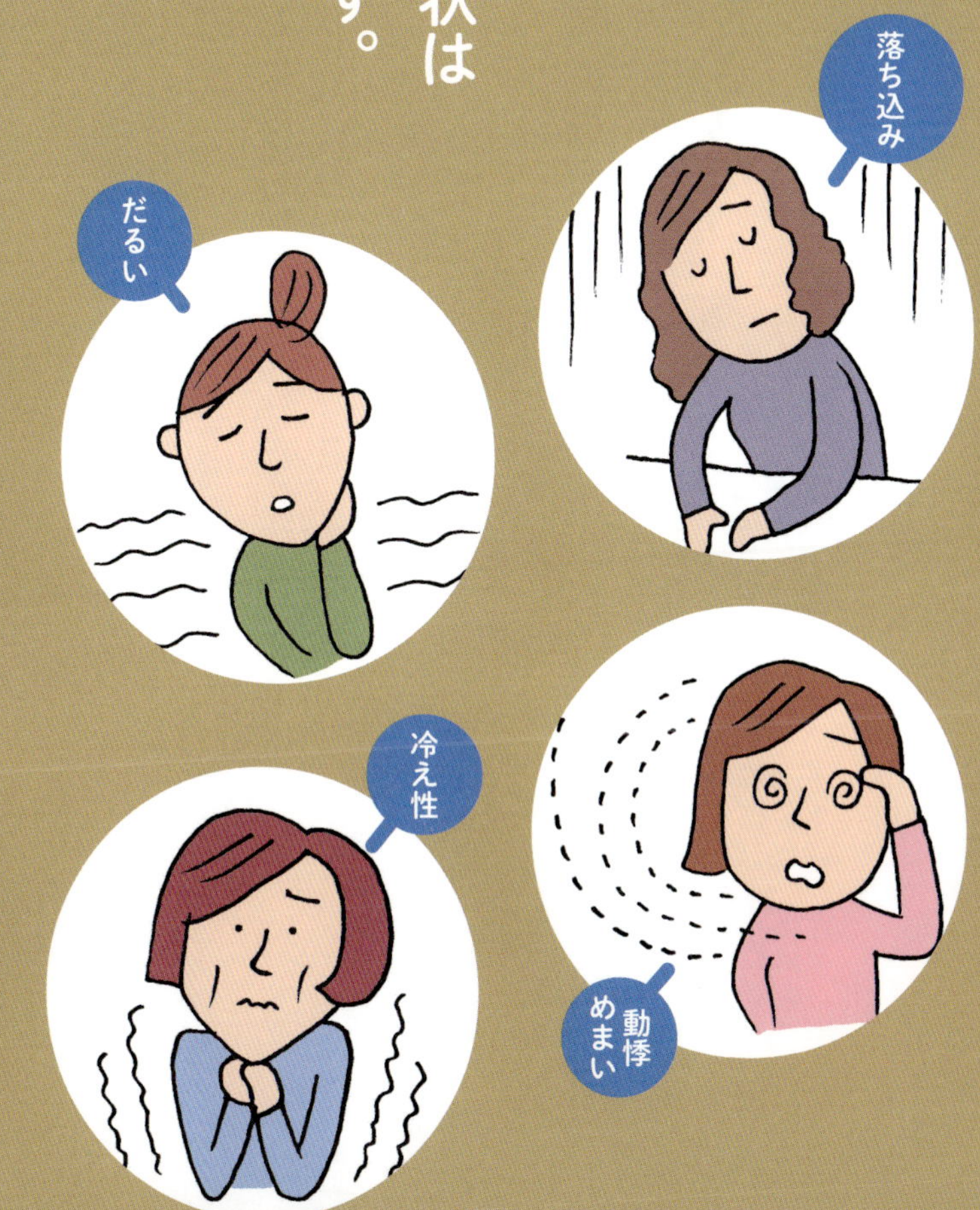

カウンセリングでは治りません

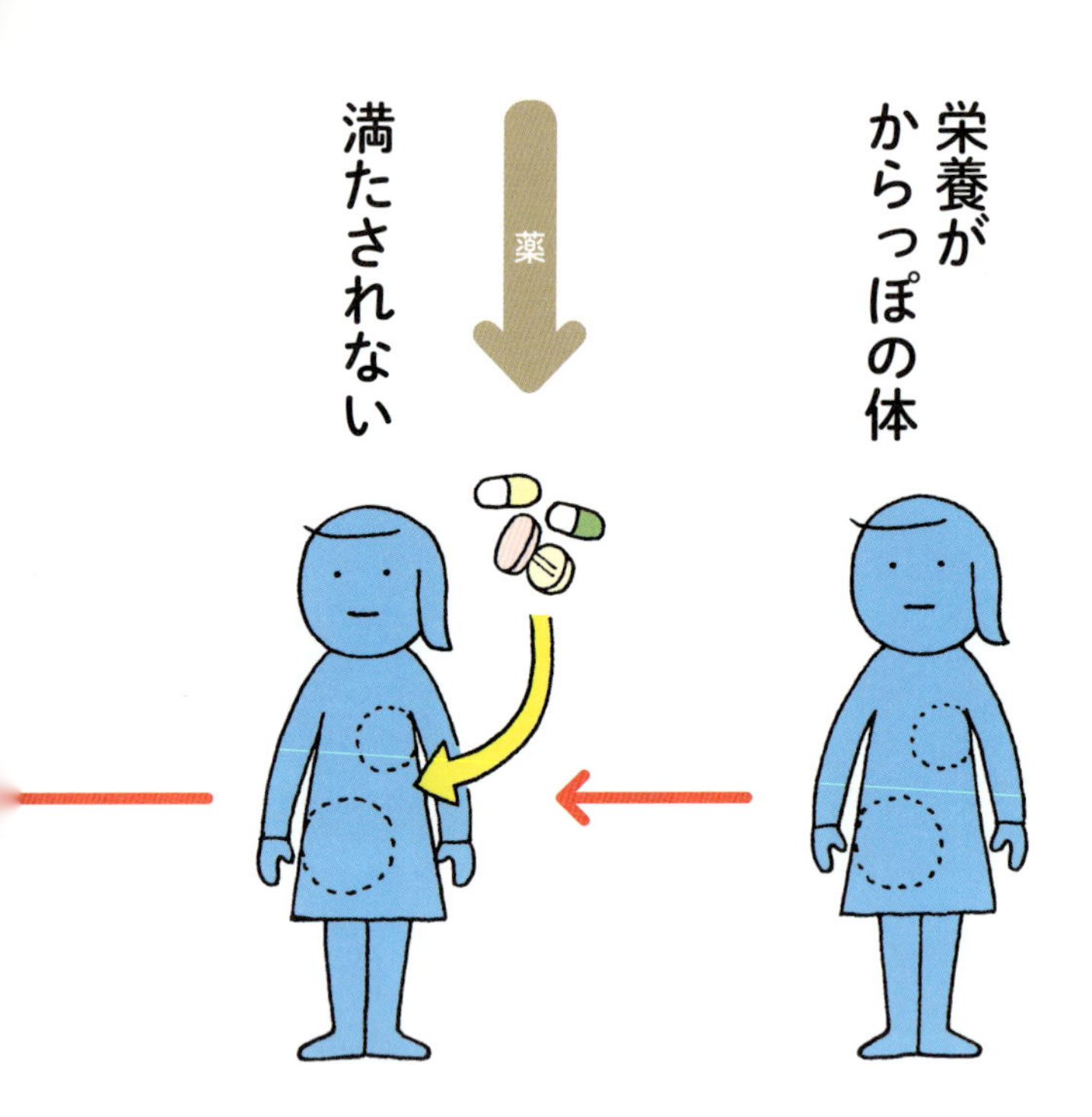

当然、栄養失調は薬や

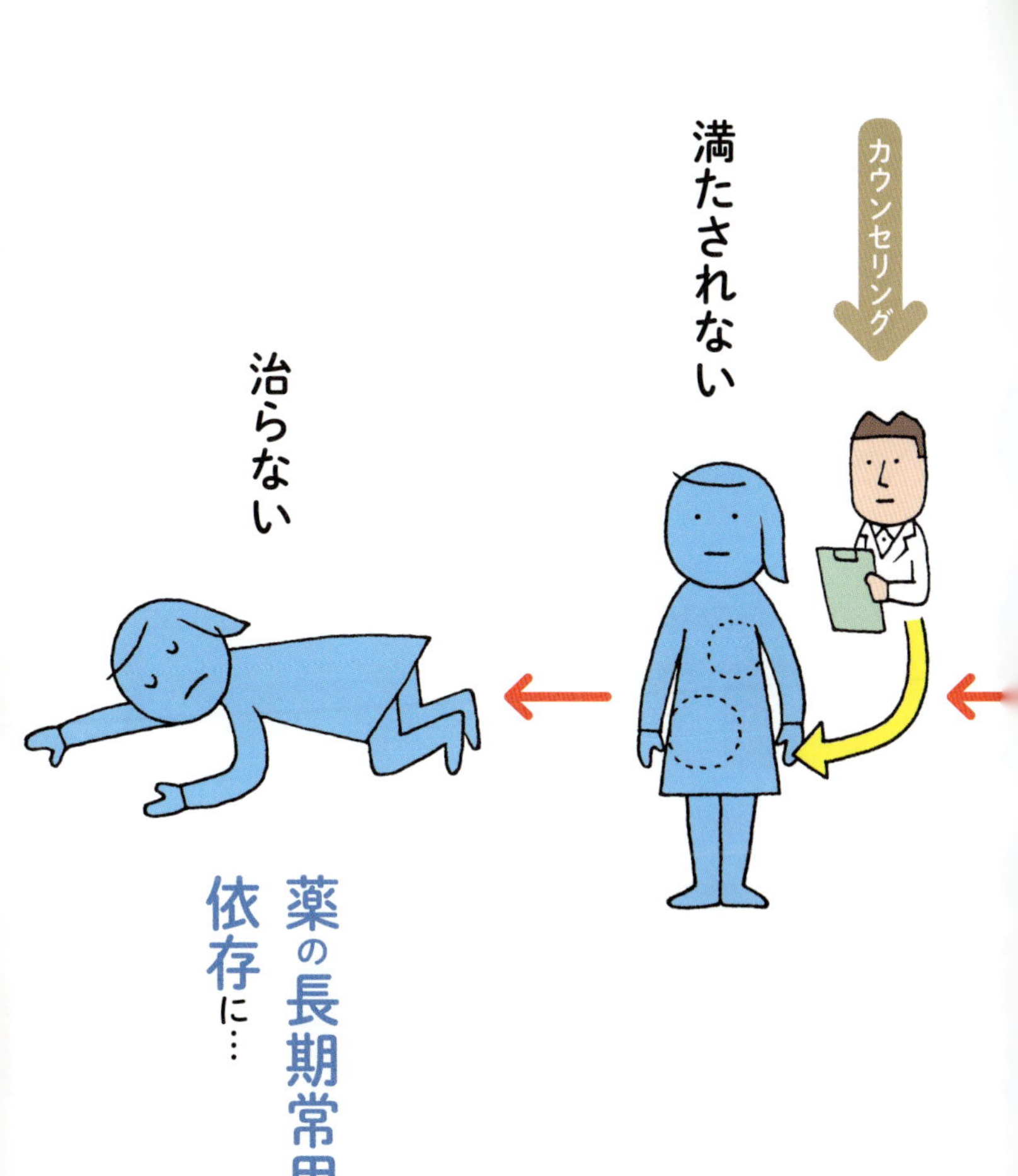

は取ることが必要です

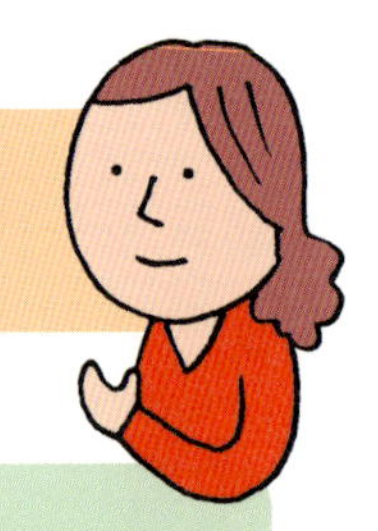

何を取ればいいの？

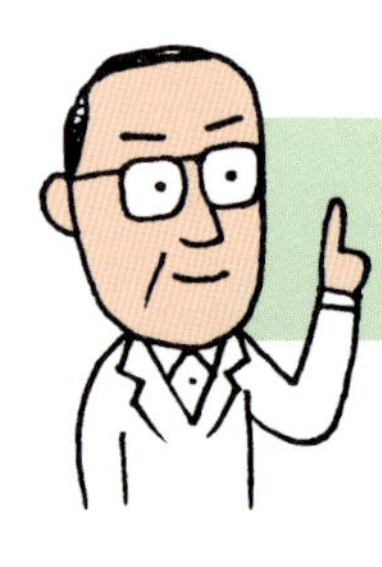

鉄分と**タンパク質**です。

鉄 Fe	・血を作る ・エネルギーの生成に働く ・女性の９割は足りていない
タンパク質 Protein	・骨、皮膚、臓器、筋肉、血液など体のあらゆるパーツの材料 ・すぐなくなるから１日に複数回取る必要がある

神経伝達物質の材料になる
（セロトニン、ドーパミン）

とるべき栄養をまず

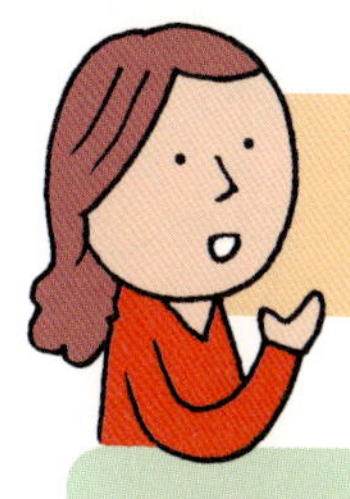

どれくらい取ればいいの？

鉄分 ＝男性 7～7.5㎎
月経アリの女性 10.5㎎
月経ナシの女性 6～6.5㎎

タンパク質 ＝体重（kg）×1ｇ
が1日の目安です。

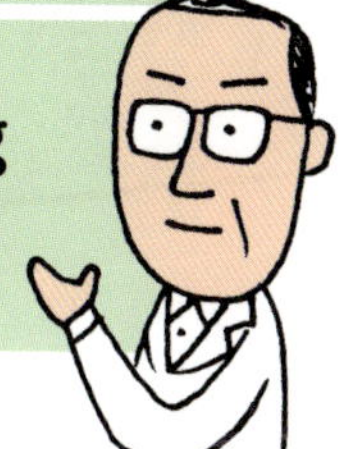

例えば

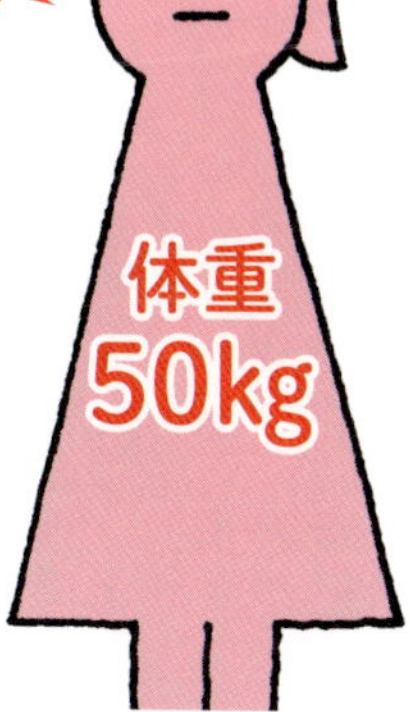

＝ タンパク質を
1日50ｇ
食べ物から
取りましょう。

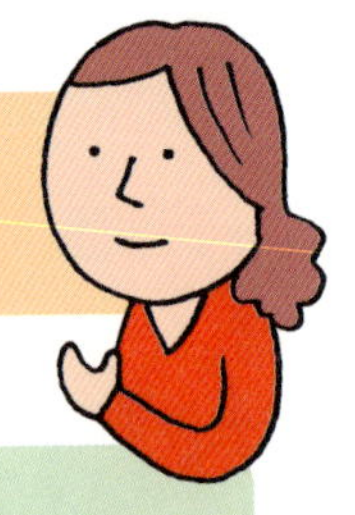

何から取ればいいの？

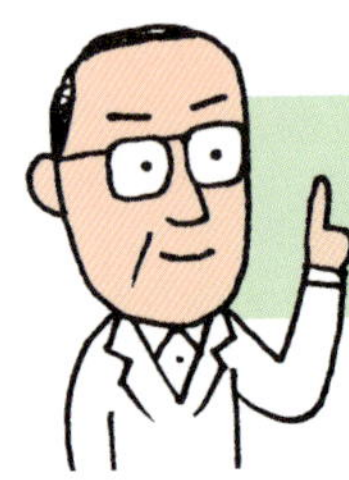

卵と肉が効率よく取れます。

1日に

卵３個以上＋肉200g

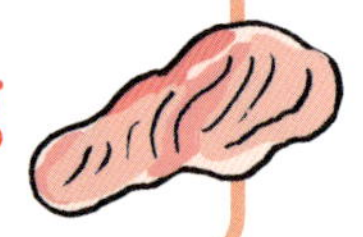

が理想です。

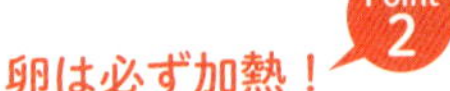

Point 1

肉は赤身がベスト

肉は色が赤いほど鉄分が豊富と覚えておきましょう。当然、濃い赤のレバーは鉄分が最もたくさん含まれています。魚も同様にマグロやカツオなど赤身が鉄分豊富です。

Point 2

卵は必ず加熱！

卵は半熟もしくは全体が硬くなるまで加熱すること。生卵はビタミンの吸収が悪くなるため、注意が必要です。

Point 3

野菜に頼らない

野菜や豆類は、ビタミンや食物繊維などは豊富ですが、鉄分やタンパク質の補給源としては、８～９ページのとおり、鉄の吸収率が低い上、タンパク質の内容もバランスが良くないため優秀とはいえません。鉄分とタンパク質は動物性から取るのが正解です。

Point 4

油はバター、エゴマ油、アマニ油に

糖質を減らすぶん、エネルギー源として脂質を取りましょう。ただし、植物油は体内に炎症を起こすためNG。加熱用ならバターやラード、そのままサラダなどに使うならエゴマ油やアマニ油がおすすめ。オリーブオイルは産地が明らかで新鮮なものならばOKです。

プロテインスコアの高い食べ物とその鉄分含有量一覧

食品名	プロテインスコア	タンパク質が10gとれる量	鉄分含有量
鶏卵	100	約1.5個	約1.5個中1.5mg
シジミ(水煮)	100	64g	64g中9.5mg
鶏レバー	96	53g(生)	53g中4.8mg
豚レバー	94	50g(生)	50g中6.5mg
イワシ	91	40g(まいわし・焼き) ※約小1尾(可食部)	40g中1mg
豚肉	90	49g(赤身・かたロース)	49g中0.6mg
カジキ	89	36g(めかじき・焼き) ※約½切れ	36g中0.2mg
アジ	89	39g(まあじ・焼き) ※約½尾(可食部)	39g中0.3mg
牛レバー	88	51g(生)	51g中2mg
イカ	86	56g(するめいか・生) ※1杯の⅕(可食部)	56g中0.1mg
鶏肉	85	58g(もも・皮つき)	58g中0.5mg
牛肉	79	47g(和牛赤身・もも)	47g中1.3mg
牛乳	74	300g　※約300mℓ	300g中0.1mg
エビ	73	51g(バナメイエビ・養殖・生) ※3～5尾	51g中0.7mg
サケ	66	51g(ぎんざけ・養殖・生)	51g中0.2mg
大豆	56	68g(黄大豆・ゆで)	68g中1.5mg

プロテインスコアの出典は『タンパク質とアミノ酸 前編』山本義徳(Amazon Services International, Inc)
タンパク質、鉄分量は「7訂　日本食品標準成分表」をもとに算出。

減らすことも必要です

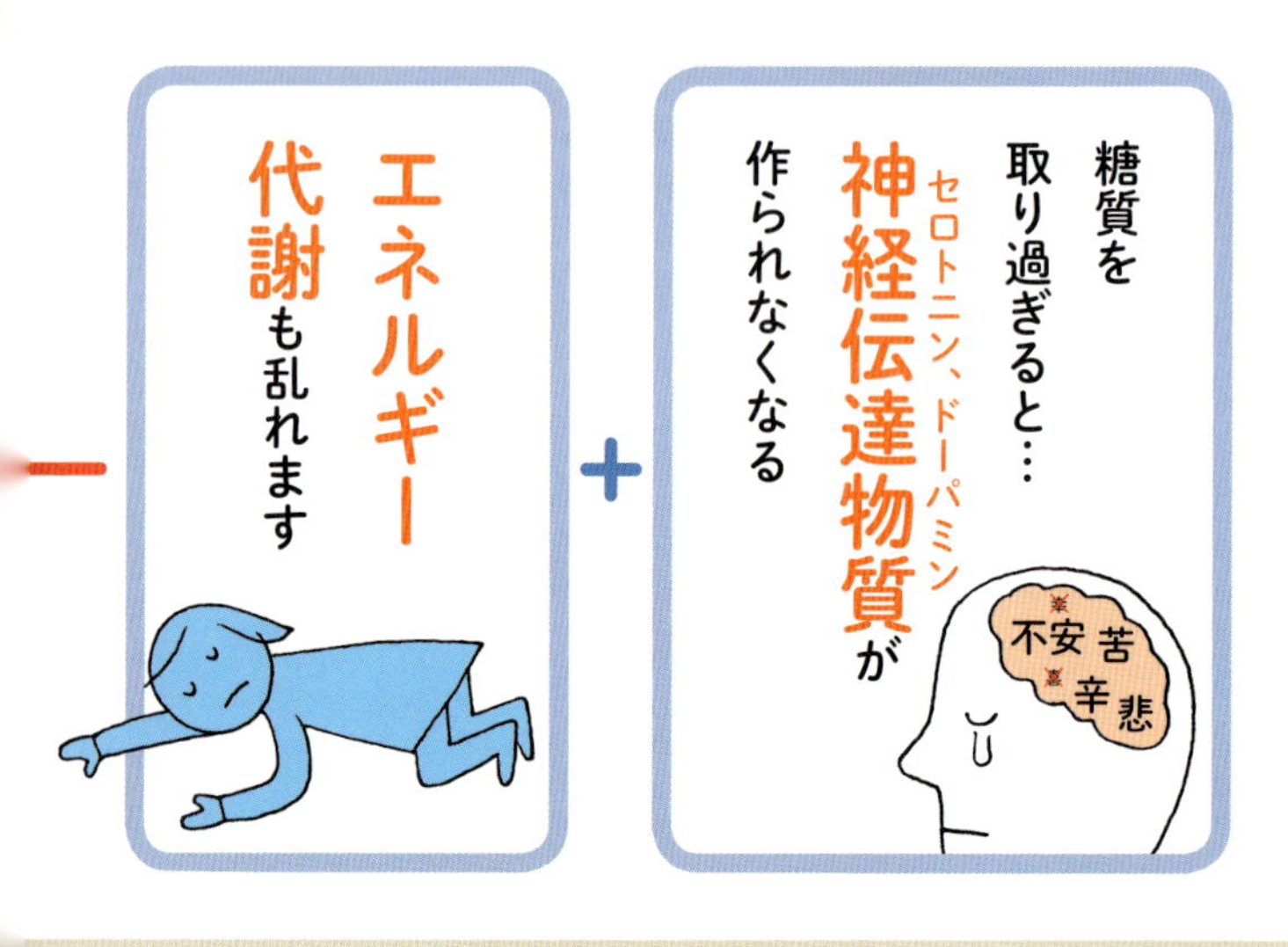

避けるべき糖質

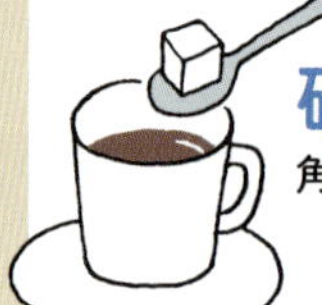

砂糖そのもの

角砂糖（1個3g）=糖質3g

砂糖を使ったお菓子

ショートケーキ（1個100g）=糖質43g

果物や野菜ジュース

オレンジジュース（200ml）=糖質21g
スポーツドリンク（200ml）=糖質10.2g

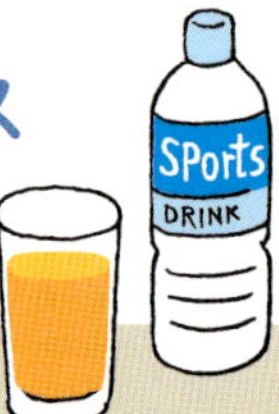

取り過ぎの糖質を

だからこうやって減らしましょう

一、砂糖は極力避ける。

二、主食は半分に減らす。

減らすべき糖質

薄切りにする

半膳にする

パン、ごはんなどの主食

食パン（1枚50g）＝糖質22g
ごはん（1膳150g）＝糖質55g

果物

りんご（1個200g）＝糖質28g

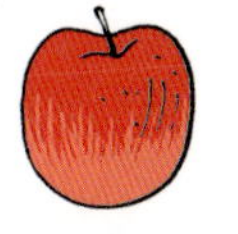

いも・根菜類

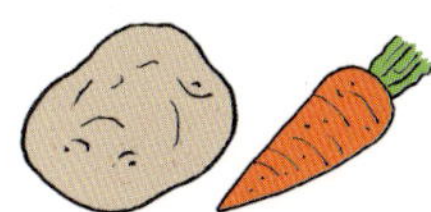

じゃがいも（1個90g）＝糖質15g
にんじん（1本90g）＝糖質6g

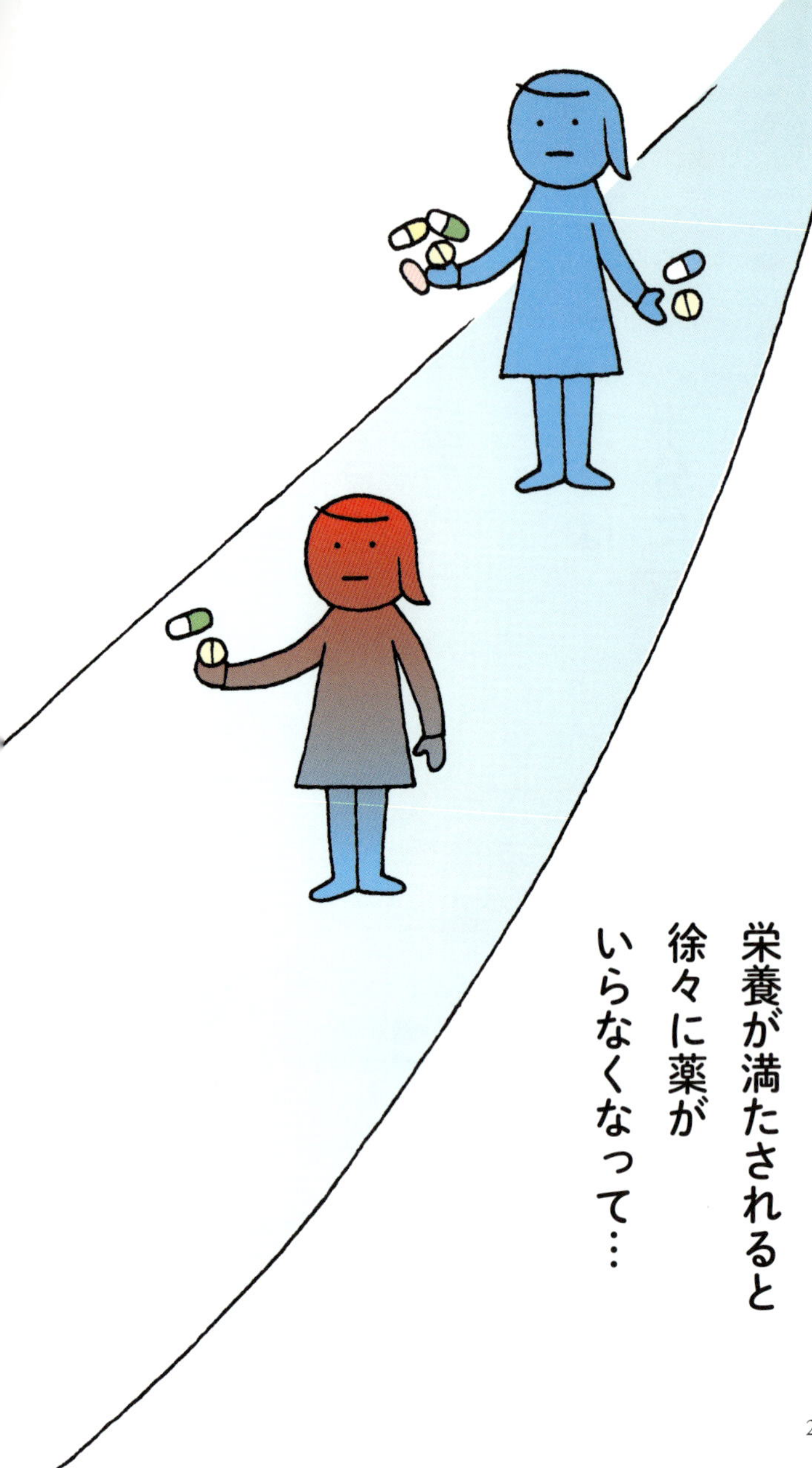

栄養が満たされると
徐々に薬が
いらなくなって…

うつと
さよなら
できます。

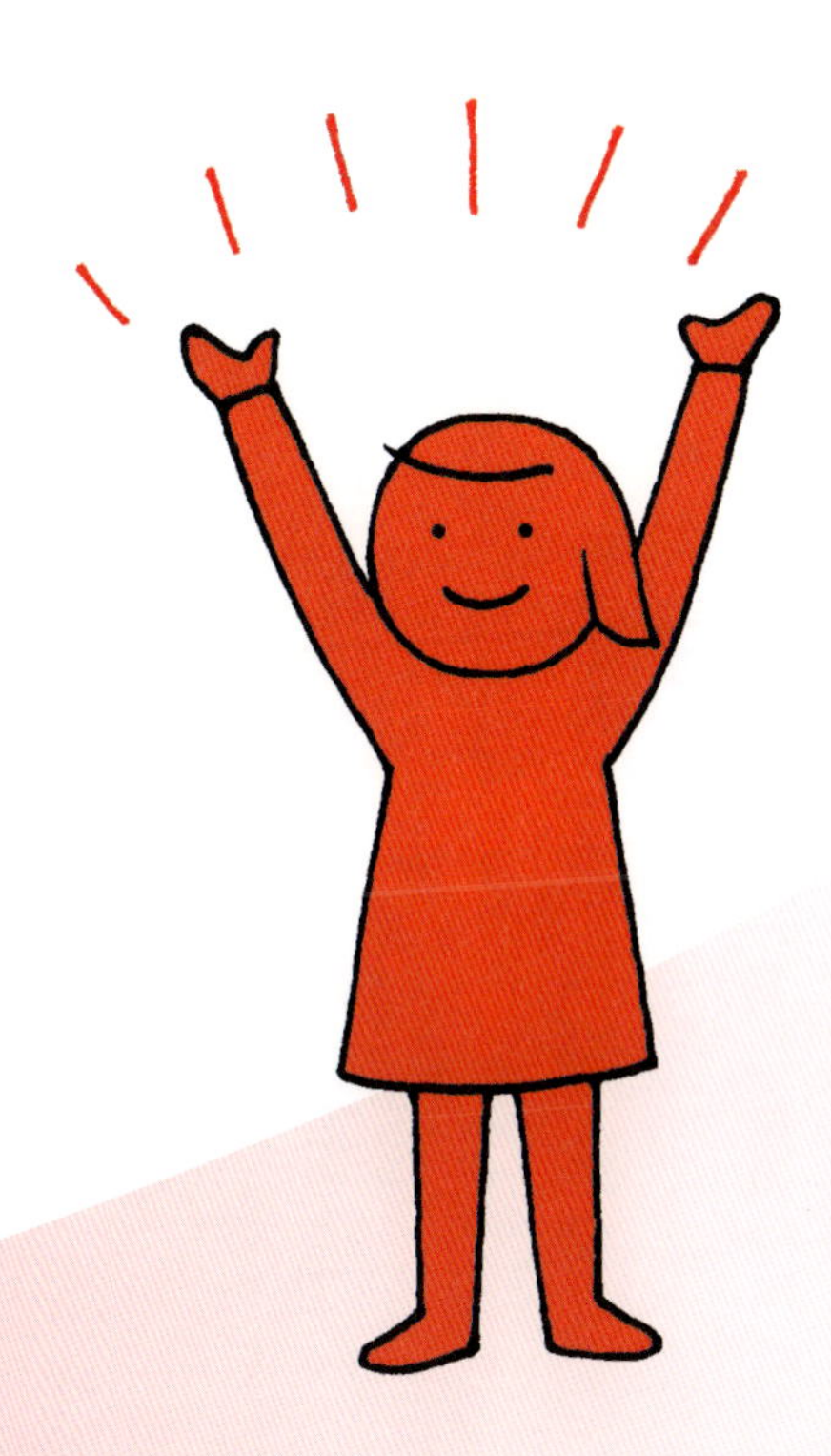

はじめに

わたしは広島県にある心療内科クリニックで、日々、うつ病をはじめとする心の病気に悩む患者さんの治療に当たっています。

心の病気は抗うつ薬や抗不安薬、抗精神病薬などによる薬物治療を行うのが一般的です。しかし、薬物による治療は症状を抑える効果はあるものの、あくまで対症療法であり、心の病気を完治させることはできません。

このことに疑問を抱いたわたしは、患者さんの完治を目指し、一般の心療内科クリニックとは異なるアプローチで治療に当たるようになりました。

わたしが注目したのは、心の病気に悩む患者さんが「質的栄養失調」状態

にあることでした。質的栄養失調とは「糖質過多＋タンパク質不足＋脂肪酸不足＋ビタミン不足＋ミネラル不足」の状態を指します。

今、先進国では栄養失調の人はほとんどいないものとされています。しかし飽食の時代だからといって、栄養が満たされているとは限りません。実際のところ、タンパク質や鉄など、心身を健康に保つために欠かせない栄養素が足りず、慢性的な疾患を発症している人は少なくないのです。

特にわたしが専門とする心の病気は、質的栄養失調を改善することによって多くの患者さんが完治することが分かってきました。

そこでわたしは、患者さんの栄養状態を調べ、不足する栄養素を補うことを中心として治療を行うことにしたのです。これにより、早期の症状改善と完治を目指す治療を実践し、目覚ましい成果を挙げています。

なお、本書では薬に頼らずに病気を完治させることを目指しますが、わたしのクリニックでは治療において薬をまったく使わないわけではありません。患者さんの当面のつらい症状を軽くするため、薬を処方することは少なくありません。また、すでにほかの病院で処方を受けている患者さんの場合、薬を急にやめると症状が悪化することがありますから、安易に薬をやめることにはリスクがあるのです。

しかし、わたしは総合失調症、躁うつ病（双極性障害）以外のうつ病、パニック障害、不安障害では薬の長期的な服用は避けるべき、ＡＤＨＤ（注意欠陥・多動性障害）など小児の疾患では薬を使うべきではないと考えます。

特に精神科の治療では最新の薬が処方されることが多く、そのような薬は長期服用による副作用について解明されていないため、将来的に患者さんの心身にどのようなことが起き得るかが判断できないからです。

そもそも薬はあくまで対症療法でしかないのですから、ずっと頼り続けるべきではないでしょう。

質的栄養失調という根本原因を取り除けば、これまで難しいとされていた完治も可能です。

目指すべきは、栄養状態を改善しながら薬を徐々に減らし、病気を完治させ、最終的に薬をやめることです。

皆さんもぜひ、ご自身やご家族の栄養状態に着目し、心身の健康のために行動を起こしてください。本書では、そのために何をすればよいのかを具体的に記しました。そして、実際に良くなった方々の物語も、マンガでご紹介しています。

それらをご参考にしていただき、心の病気の改善に一歩踏み出していただければと思います。

薬に頼らずうつを治す方法 目次

ひと目でわかる！ うつと栄養、どんな関係？……3
はじめに……22

第1章 栄養が足りないとうつになる理由

心の病気にかかる人が増えている……34
薬を飲んでも、うつ病は治せない……36

長期間の薬物治療のリスク……38
「質的栄養失調」が心の病気を招く……40
「バランスよく、たくさん」食べても栄養失調になる……42
医師には栄養指導で病気を治す知識なし……44
普通の食事では、タンパク質が圧倒的に不足する……46
タンパク質は「何で取るか」も重要……48
日本人女性は大半が鉄不足……50
糖質がビタミン・ミネラルを無駄使いする……52
心身の健康の土台となるエネルギー代謝のしくみ……54
脂質は糖質よりも3倍以上高効率なエネルギー源……56

エネルギー代謝アップに必須なこと……58
「カロリー制限」で病気になってしまう理由……60
心の病気になる人とならない人……62
薬に頼らず、栄養から心の病気を治そう……64
タンパク質を取るのは植物性より動物性がいい……66
赤身肉ならタンパク質と鉄を補給できる……68
完全栄養食品「卵」をどんどん食べる……70
たくさん食べられないなら、プロテインを活用する……72
鉄不足にホウレン草は効果が薄い……74
「安い、飲みやすい、効果が出る」鉄サプリ……76

ビタミン不足には上手にサプリを使う ……… 78
栄養状態をはかる血液検査の指標 1 タンパク質 ……… 80
栄養状態をはかる血液検査の指標 2 鉄 ……… 82

第2章
マンガで分かる うつを治す方法

症例1 お母さんうつ ……… 86
内田さん（仮名・30代女性）
症例2 タンパク質不足＋プレッシャーうつ ……… 98
東さん（仮名・40代男性）

症例3 マクロビ食うつ……108
野田さん（仮名・40代女性）

症例4 パニック障害＋うつ……118
長井さん（仮名・40代女性）

症例5 強迫性障害＋うつ……128
真鍋さん（仮名・20代女性）

症例6 不眠症＋うつ……138
松田さん（仮名・40代男性）

症例7 過食嘔吐……148
太田さん（仮名・40代女性）

症例8
総合失調症
佐野さん（仮名・20代女性）……158

症例9
ADHD（注意欠陥・多動性障害）……168
田辺くん（仮名・6歳の男の子）

おわりに……179

藤川医師が治療に使っている
サプリメント……182

フェリチン測定が可能な
医療機関と医師一覧……184

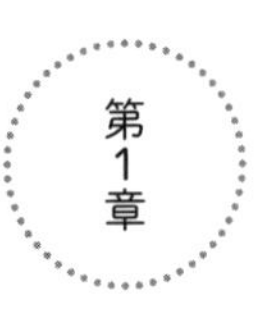

第1章

栄養が足りないとうつになる理由

心の病気にかかる人が増えている

「どうも最近、気分が沈んだまま治らない……」
「細かいことばかり気になってしまって、イライラしている」
「疲れが抜けず、体を動かすのがつらい」
「強い不安に襲われて、手足が震えたり汗をかいたりすることがある」

本書を手に取られた方は、ご自身がこんな心身の不調を感じていたり、身近な人がこういった症状を訴えていたりするのではないかと思います。
病院に行って、うつ病やパニック障害といった心の病気だと診断されたという方もいらっしゃることでしょう。

心の病気にかかるのはつらいことですが、実のところ、日本ではそうした方が年を追うごとに増えています。

厚生労働省の患者調査によると、うつ病やパニック障害を含めた「気分障害」の患者数は、1996年には43・3万人でしたが、2014年には111・6万人へと大きく増加しています。

こうした**心の病気が増加傾向にあるということは、病気になる手前の「予備群」の人も、相当数いるのではないかと考えるのが自然です。**

また、厚生労働省のウェブサイトに掲載されている調査結果によれば、日本ではうつ病を経験した方が100人中3~7人の割合にのぼるといいます。

心の病気がごく身近なものになっており、その治療を望む患者さんはたくさんいるのです。

薬を飲んでも、うつ病は治せない

すでに病院に通っている方はご存じかもしれませんが、精神科の治療は、精神科医が症状を診断し、それに応じた薬を処方する「薬物治療」が中心となっています。それに加えて、心理療法や認知行動療法を行うのが一般的です。

わたし自身、大学病院や国立病院などに勤務していたころには、さまざまな研究を行いながらこのような治療を実践してきました。医師仲間からは、わたしは「薬の使い方がうまい」とさえ言われていたのです。

しかし、わたしがどんなにがんばっても、薬物治療を中心とした一般的な治療では症状が改善しない患者さんが少なくありませんでした。また、どんなに症状が緩和しても、患者さんが完治することもなかなかなかったのです。

実は、もともと医学部では、「慢性疾患の原因は不明であって、治す方法はない」と教えられます。ですから、**うつ病などの心の病気に対して医師が行えるのは、病気の原因に対するアプローチではありません。あくまでも症状をコントロールすることを目的とした「対症療法」なのです。**

つまり、今の一般的な精神科が治療で目指すところは「寛解(かんかい)（病気の症状がほとんどなくなったものの、完全に治癒したわけではない状態）」であり、薬を服用する必要がなくなる「完治」はほぼ望めないわけです。

しかし、薬の服用で症状を抑えていても、服用をやめれば当然ながら症状はまた現れます。そのため、10年以上、20年以上薬を飲み続けている患者さんや、たくさんの薬をもらうために複数の病院をはしごして回っている患者さんも珍しくありません。

つまり、心身ともに本当の健康を取り戻すためには、寛解では足りないということ。薬に頼らずに元気でいられる、完治を目指す必要があるのです。

長期間の薬物治療のリスク

わたしは、心の病気に対し、薬を使って症状をコントロールすること自体は否定していません。完治を目指すにしても、「今とてもつらい」という患者さんに対しては、適切な服薬も行いながら治療を進めるべきだと考えています。

しかし、長期的な薬物治療については問題があると思っています。というのも、**多くの医師は、薬を処方する際に製薬会社のすすめに応じて新薬を積極的に選ぶことが多いのですが、新薬を長期的に使用するのはリスクが高いと考えられるからです。**

新薬というのは、発売されるまでに数年間かけて臨床治験が行われます。多くの場合、8週間程度の治験と1年の長期投与の治験が必要です。

これは、**新薬発売の時点では1年を超える長期投与が生体に与える影響は分からないということを意味します。1年以上長期投与した結果、体に何が起きるのかは不明ということです。**

例えば多くの薬には代謝酵素阻害作用があるため、発がん性があります。発がん性の強さは薬によって異なります。**すでに何十年も使用されている薬で、発がん性が無視してよいほど低いことが分かっているものであれば、長期的に服用しても問題視する必要はありません。**この点、新薬の発がん性についてはその強さが不明であり、安全かどうかを判断するためには10年程度の長期投与の経過を確認する必要があるわけです。

心の病気の治療は「寛解」を目指すのが一般的であることは先にご説明しました。つまり、ずっと薬を飲み続けながら症状をコントロールしていくのが基本的な治療方針となります。そこで新薬が処方され、延々と服用し続ければ、5年後、10年後に取り返しのつかないことになる恐れもあるのです。

「質的栄養失調」が心の病気を招く

心の病気の完治を目指すには、原因を取り除くことが必要です。薬物治療は対症療法であり、原因を取り除くことはできません。

そこで注目したいのが、患者さんの栄養状態です。

これはあまり知られていないことですが、**近年、心の病気の大きな原因の1つが「質的栄養失調」にあることが分かってきました。**

「わたしはバランスよく食事を取っているから、栄養失調なんてありえない！」

「栄養失調？　いつもおなかいっぱい食べているけれど……」

おそらく、多くの方はこんなふうに思っていることでしょう。

しかし、栄養というのは「たくさん食べれば満たされる」というものではありません。どんなにしっかり食べているつもりでも、必要な栄養を摂取できていなければ栄養失調になってしまいます。食べる量が足りずに起きる栄養失調を「量的栄養失調」とすれば、**必要な栄養が不足していて心身に不調が起きるのは「質的栄養失調」といえるでしょう。**

例えば、うつをはじめとする心を病んだ患者さんの栄養状態を調べると、必ずと言っていいほどタンパク質が不足しています。

タンパク質は、心を落ち着かせる「セロトニン」や、喜びを感じさせる「ドーパミン」という脳内の神経伝達物質を生成するために必須の材料です。そのため、タンパク質が不足すると、脳内の神経細胞の間で行われる情報伝達が困難になり、心を穏やかに保つことができなくなるのです。

また、**鉄不足も心の状態に影響します。鉄はセロトニンやドーパミンが作られる際に必須のものだから**です。実際、月経や出産により大幅な鉄不足に陥った女性が、うつ病やパニック障害を発症するケースは非常に多いのです。

「バランスよく、たくさん」食べても栄養失調になる

「質的栄養失調」と言われても、ぴんとこない方は多いと思います。しかし、**あなたが「普通にバランスよく食べている」としても、質的栄養失調になっている可能性は非常に高いはずです。**

例えば、タンパク質については、欧米人は日本人の3倍ともいわれる量の肉を食べているため、タンパク質不足はあまり問題になりません。これに対して、現在「バランスが良い」とされている日本食では、摂取している肉の量が少なすぎて、健康が保てるタンパク質量にとても追いついていません。

タンパク質に限らず、鉄分などのミネラルやビタミンも、現代的な生活では意識して摂取しないとすぐに不足してしまうのが実情なのです。

バランスよくしっかり食べているという人でさえ質的栄養失調になるのですから、偏った食生活になっている方はなおさらです。

皆さんの中には、ご飯やパン、麺類などが食生活の中心になっている方もいるでしょう。おにぎりや菓子パン、ラーメンなどは一般に安価ですし、すぐにおなかを満たすことができます。しかし、こうした糖質だらけの食事が続くと、タンパク質、ビタミン、ミネラル全般が不足します。無駄なものばかり食べて大事なものを食べないと、質的栄養失調が深刻になりやすいのです。

わたしが診療をしていて感じているのは、**「普通のバランスの良い食事」をしているという方でも、多くは糖質過多になっており、タンパク質や脂質、ビタミン、ミネラルが不足しているということです。**そしてたくさんの症例から、質的栄養失調を改善させれば多くの心の病気は完治できることも経験しているのです。

医師には栄養指導で病気を治す知識なし

質的栄養失調を改善することで病気を治療するという方法は、現在の医療では一般的ではありません。というのも、**現代医学は「栄養は満たされている」ということが前提で行われており、医学教育では栄養学や食事指導については教えられていないからです。**わたし自身、医学部では栄養学についてほとんど習いませんでした。

このため、皆さんが質的栄養失調に陥っていても、そのことを医師から指摘されたり、改善するためのアドバイスを受けたりすることはほぼ期待できないでしょう。**そもそも大多数の医師は、質的栄養失調の問題に気が付いてさえいないのです。**

もちろん、医師も食事について指導することはあります。高血圧だったら減塩するよう患者さんに指導しますし、糖尿病の患者さんにはカロリー制限を指導するのが一般的です。しかし、これらの指導は栄養学をまともに勉強しないまま行われているのが実態なのです。

わたしは、真に患者さんのためを考えるなら、理論に基づいた「分子栄養学」を医療に持ち込むことが欠かせないと考えています。分子栄養学とは、体と栄養素との関係を生化学的、分子生物学的に研究するものなのですが、多くの医師は分子栄養学に関する知識がありません。

わたしが日々クリニックで実践しているのは、**「分子栄養学に基づき、質的栄養失調の改善により、心の病気をはじめとする慢性疾患の完治を目指す」**ことです。皆さんには、この本を通じて知識を身に付け、ご自身で質的栄養失調を改善できるようになっていただきたいと思っています。

普通の食事では、タンパク質が圧倒的に不足する

タンパク質は、英語ではProtein（プロテイン）といいます。これはギリシャ語の「第一となるもの」という意味の言葉に由来しており、古来、タンパク質が重要視されてきたことがうかがえます。

わたしたちの筋肉や骨、皮膚、臓器、髪の毛などは、全てタンパク質から作られています。さらに、タンパク質は血液の中で栄養素を運んだり、体内の化学反応を仲介する代謝酵素になったりと、体の中で非常に多くの役割を担っているのです。

タンパク質は、食事を通じて常に供給し続ける必要があります。これは、体を作っている筋肉や骨、皮膚などのタンパク質は常時分解されて新しいタンパク質に替わっているからです。肝臓のタンパク質は約2週間で、赤血球

は約120日で、筋肉のタンパク質は約180日でその半分が入れ替わります。ですから、成長中の子どもだけでなく、大人もタンパク質は十分に摂取しなければなりません。

大人の場合、1日に食物から取るべきタンパク質は50～70グラム程度が目安となります。

タンパク質を10グラム摂取するには、牛肉なら47グラム、豚肉なら49グラム、鶏肉なら58グラム、豆腐だと150～200グラム、卵なら約1・5個食べる必要があります。1日にタンパク質50グラムを取るには、卵なら約7・5個、豚肉なら245グラム、豆腐だと750～1000グラムということになります（17頁参照）。

こうして計算してみると、「そんなにたくさん食べなければいけないのか」と驚きませんか？　**実際、日本人の「普通の食事」では、タンパク質は圧倒的に不足してしまうのです。**

タンパク質は「何で取るか」も重要

タンパク質を効率よく摂取するために覚えていただきたいキーワードが、「プロテインスコア」です。

タンパク質は20種類のアミノ酸が結びついて構成されており、そのなかでも、体内で合成できない9種類のアミノ酸を「必須アミノ酸（イソロイシン、ロイシン、トリプトファン、トレオニン、リジン、メチオニン、フェニルアラニン、ヒスチジン、バリン）」といいます。

必須アミノ酸は9種類のうち、1つでも必要量に満たないと最も少ないアミノ酸に準じた量しかタンパク質が作られません。たとえイソロイシンが100あっても、ロイシンが1しかない場合、その1に準じた量しかタンパク質は生成されないので、99のイソロイシンは無駄になる、というわけです。

つまり、9種類の必須アミノ酸全てをバランスよく、必要量もつ食べ物ほど、理想的なタンパク源であるといえるのです。

必須アミノ酸をバランスよく含んでいる理想的な食品として知られているのは、卵です。卵を基準（100）として栄養価の高さを表す指標に「プロテインスコア」があります。食べるものを選ぶときは、プロテインスコアが高いものを選ぶのがおすすめです。

プロテインスコアが高い食品には、卵のほかにシジミ（プロテインスコア100）、鶏レバー（96）、豚レバー（94）、イワシ（91）、豚肉（90）などがあります（17頁参照）。高タンパク質食品として知られる大豆はプロテインスコアが56ですから、卵や豚肉に比べれば効率という面では少々見劣りします。

タンパク質を十分に取るためには、プロテインスコアが低い食べ物でおなかがいっぱいになってしまうのは避けなくてはなりませんから、プロテインスコアが高く、効率の良い食べ物を選ぶことが大切です。

日本人女性は大半が鉄不足

心の病気の完治を目指すに当たり、注意が必要なのは鉄不足です。

実は、**日本女性のほとんどの方が鉄不足になっています。**

特に中学生以上の女性の場合は月経により鉄不足が起きやすく、さらに出産に際しては重度の鉄不足状態になるケースが多いことに留意しなければなりません。

わたしは、クリニックでの診療を通じ、女性のうつ病やパニック障害などの症状の多くは、体内に鉄が満たされていないことによるものだと考えています。**心の病気の症状を訴える女性はほとんどが鉄不足の状態にあり、十分な鉄分の摂取により完治するケースが多数あります。**出産後や乳幼児の育児中に女性がうつ病を発症しやすいことはよく知られていますが、これも出産による重度の鉄不足が背景にあります。

「だるい」「体が重い」「イライラする」「頭痛がする」「元気が出ない」といった不定愁訴が、うつ病と貧血に共通であることも、鉄不足が原因であることを示しています。

欧米諸国では、鉄分を多く含む肉をたくさん食べるため、日本に比べて鉄不足は起きにくい環境にあります。また、世界に目を向ければ鉄不足の問題は広く認識されており、あらかじめ食品に鉄分を添加することによって鉄補給対策をしている国は50カ国以上にのぼるのです。アメリカでは小麦粉に鉄分が添加されたものが販売されていますし、フィリピンでは米、中国ではしょうゆ、東南アジア諸国ではナンプラーに鉄分が加えられています。

一方、日本にはこうした対策がありません。もともと肉を食べる量が少なく、また近年は土壌に含まれる鉄分の減少によってさらに摂取しにくくなっているのが現状ですから、自発的に鉄分を取る必要があるのです。

糖質がビタミン・ミネラルを無駄使いする

日々の食事で、ついつい取り過ぎになりやすいのが糖質です。白米やパン、麺類などは、主食として朝、昼、晩と食べている方がほとんどでしょう。朝は菓子パンだけという方、ランチはおにぎりやうどんなどサッと食べられるもので済ませる——という方も少なくないのではないでしょうか。

今の日本は「糖質過多社会」と言い切ってもいいでしょう。ところが、糖質を主食とする食事では、タンパク質が圧倒的に不足するという問題があります。さらに、白砂糖、白米や小麦粉などのように精製された糖質を取り過ぎると、その分解のために体内から大切なビタミンやミネラルが消費されてしまうことをご存じでしょうか。

精製された糖質の中でも、注意が必要なのが白砂糖です。白砂糖を摂取すると、血糖値が急上昇します。それを抑えるため、体内ではインスリンが分泌されます。インスリンが多量に分泌されると血糖値が下がって低血糖になり、血糖値を上げるホルモンが分泌されます。

これらのホルモンを合成するには、原料としてアミノ酸が使われるほか、ビタミンB群と、亜鉛やマグネシウムなどのミネラルが必要です。つまり、**精製された糖質をたくさん取ると、血糖値を上げるホルモンもたくさん合成することになり、ビタミンB群やミネラルがどんどん使われて不足してしまうのです。**

精製糖質を取り過ぎれば、タンパク質が足りなくなるだけでなく、ビタミン、ミネラルなども不足しがちになるわけです。質的栄養失調が悪化すれば慢性的な病気を招きやすくなりますから、白米や小麦粉を使った主食は控えめにするよう心掛け、白砂糖はできるだけ摂取しないようにすべきでしょう。

心身の健康の土台となるエネルギー代謝のしくみ

質的栄養失調を改善することの重要性についてより深く理解していただくため、ここから少し、健康のベースとして重要な体のしくみについてご説明したいと思います。

機械を動かすには電気が必要ですが、これと同様、人間の体は「ＡＴＰ」というエネルギーがないと動かせません。

ＡＴＰとは「アデノシン三リン酸（Adenosine Triphosphate）」という物質です。ＡＴＰは、体の中でエネルギーの貯蔵や供給、運搬を仲介するという重要な役割を担っています。**体を動かすにも、頭を使うにも、呼吸するにも、心臓を動かすにも、食物を消化吸収するにも、各種ホルモンを合成するにもＡＴＰが必要で、「ＡＴＰが十分にあれば元気に過ごせる」といえるほ**

ど大切なものなのです。

生体のエネルギー代謝の目的は、必要に応じてこのＡＴＰを作り出すことにあります。わたしたちが食べたものは、エネルギー代謝によってＡＴＰに変換されて、初めて体内で活用されるのです。

ここまでに、現代の質的栄養失調は「糖質過多＋タンパク質不足＋脂肪酸不足＋ビタミン不足＋ミネラル不足」であることをご説明してきました。実は、このような食事を続けていると、体内ではエネルギー代謝がうまくいかなくなってＡＴＰが不足するという大問題が起きます。

ＡＴＰ不足は、心の病気はもちろんさまざまな慢性疾患を招きますから、ＡＴＰが不足しないようにするためのポイントを知っておくことが大変重要なのです。

脂質は糖質よりも3倍以上高効率なエネルギー源

体を動かすエネルギーであるＡＴＰの主な材料は、グルコース（ブドウ糖）と脂肪酸（脂質の構成成分）です。つまり「糖質と脂質が主なエネルギー源」ということになります。

では、糖質と脂質とでは、どちらがよりＡＴＰを多く作り出せるのでしょうか？　それぞれからＡＴＰが作られるしくみを見てみましょう。

●糖質が材料になる場合

①グルコース（ブドウ糖）がピルビン酸などの有機酸に分解（このときグルコース1分子からＡＴＰが2分子作られる）

②ピルビン酸が細胞の中にあるミトコンドリアという小器官に入り、ビタミ

ンＢなどを消費しながらアセチルＣｏＡに変化する
③鉄などを使いながら、最終的にＡＴＰが38分子作られる

◉脂肪酸が材料となる場合

①脂肪酸がミトコンドリアに直接入りアセチルＣｏＡに変化する（グルコースの場合の②に直行できる上、ビタミンＢも浪費しない！）
②ＡＴＰは最高で１２９分子作られる

脂肪酸はグルコースに比べて最高で3倍以上のＡＴＰを作り出す、非常に高率的なエネルギーであることが分かります。一方、糖質はエネルギー代謝の効率が悪い上、ビタミンをやたらと消費することがお分かりいただけるでしょう。

エネルギー代謝アップに必須なこと

エネルギー源として効率が良く、より望ましいのは、糖質よりも脂質です。これを言い換えると、先にご説明したエネルギー代謝の脂質を材料とするエネルギー回路がよく働くようにしたいわけです。

ところが、パンやごはん、お菓子などの糖質を多く含む食べ物をたくさん食べていると、そちらばかりがエネルギー源として使われてしまい、脂質が使われなくなってしまいます。逆に、**糖質を控えれば、脂質がエネルギー源としてどんどん使われるようになります。脂質によって効率よくエネルギーを生む回路が働くので、どんどん元気になる上、太りにくくなります。**

脂質を材料とするエネルギー回路をよく働かせるためには、実は鉄、ビタミンB群、マグネシウムなどが欠かせません。特にエネルギーを生む最終段階では、鉄の働きが必須です。つまり、ビタミン不足やミネラル不足の状態では、効率的にATPを作れないわけです。また、脂質の消化酵素になるタンパク質が不足すると脂肪消化酵素の機能が低下して、脂肪の吸収ができません。

これらのしくみから分かるのは、「低糖質」「高タンパク質」「高脂質」な食事に十分なビタミンとミネラルを摂取することが、ATPをたくさん作るための条件ということです。糖質過剰でビタミン類が不足すると、効率の良いエネルギー回路が回らなくなり、糖質をエネルギー源とする効率の悪い回路がメインになるため、ATP不足になります。すると体は、効率が悪い回路だけでなんとかしようとします。この結果、甘いお菓子などの糖質を欲するようになり、さらに脂肪酸がうまく使えなくなるという悪循環に陥るケースもあるのです。

「カロリー制限」で病気になってしまう理由

5大栄養素と呼ばれるのは、「タンパク質」「脂質」「糖質」「ビタミン」「ミネラル」です。このうちタンパク質は主に体の成分となり、一部がエネルギー源となります。脂質は体の成分でもあり、エネルギー源でもあります。タンパク質と脂質は体の成分として欠かせないため、「必須アミノ酸」「必須脂肪酸」と呼ばれるものもあります。

一方、糖質はエネルギー源として使われるのみで、脂質やタンパク質からも生成できます。このため「必須糖質」と呼ばれるものはありません。

体内のタンパク質と脂質は、常に「作っては壊す」という代謝を行っています。たとえば粘膜の表面は2～3日で、皮膚は約2週間で入れ替わります。

このため、タンパク質と脂質は常に十分な量を摂取する必要があり、特にタンパク質は、体内に備蓄できないので頻回に摂取しなくてはなりません。不足すれば、代謝障害が起こって何かしら体調の悪化が起きてしまいます。ビタミンやミネラルは、主に代謝の補酵素や補助因子に使われます。不足すると代謝障害をきたすため、やはり体調が悪くなります。

こうして整理してみると、タンパク質や脂質、ビタミン、ミネラルを十分に取ることが重要なのだとご理解いただけるでしょう。一般に、メタボであったり糖尿病になったりすると、病院ではカロリーを制限するよう指導されます。これは、糖質とタンパク質と脂質の比率を6対2対2に保ち、総量を減らすというものです。

しかし、**カロリーばかり気にして食事を制限すると、大切なタンパク質や脂質が不足することになります。体が「もっとタンパク質や脂質が欲しい！」と悲鳴を上げ、病気を招くことになりかねないのです。**

心の病気になる人とならない人

生物にとって、エネルギー代謝は生命活動の根幹です。多くの慢性的な病気は、エネルギー代謝に問題を抱えることによって生じていると考えられます。わたしは、質的栄養失調の問題を解決することは、エネルギー代謝を高めて慢性疾患の完治を目指すアプローチであると考えています。

多くの医師はこうしたアプローチを取っていないため、「そんなにエネルギー代謝が重要ならば、どうして病院で説明してもらえないのか」と不思議に思う方もいるでしょう。

実は、生物学では大原則ともいえるエネルギー代謝について、臨床医学の教科書にはまったく書かれていないのです。医師が勉強しているのは「病気の診断と治療」に関することが中心であり、「どうすれば健康でいられるか」を指導するための知識はないのです。あなたがビタミン不足であっても、医師からビタミン剤を飲むように指示されることがないのはこのためです。

このほか、わたしがよくいただく質問に「多くの人が質的栄養失調になっているというけれど、心の病気になっていない人もたくさんいるのはどうしてか」というものがあります。

これは、**同じように質的栄養失調状態にあっても、その影響が出る部分は遺伝的要素によって異なる**ためです。質的栄養失調によりエネルギー代謝がうまくいかなければ、特に体質的に弱い部分に慢性的な病気が出ると考えてください。心の病気を発症する方もいれば、関節リウマチ、多発性硬化症、アトピー性皮膚炎、糖尿病などの病気になる方もいます。また、「がんになりやすい家系だ」という方は、質的栄養失調によってがんが生じやすい体質であると考えられるでしょう。

薬に頼らず、栄養から心の病気を治そう

ここまでに繰り返しご説明したように、質的栄養失調が心の病気を引き起こしている可能性は非常に高いといえます。

心の病気の完治を目指す治療のため、わたしのクリニックは栄養療法がベースです。**補助的に栄養療法を行うのではなく、栄養療法こそが治療の基本であり、病気の原因を取り除くための方法だと考えているのです。**

治療に際しては、患者さんが今、苦しんでいるつらさを軽減するため、薬物治療も取り入れています。また、ほかの病院ですでに薬を処方されている方に対しても、急に薬をやめさせることはありません。必要に応じて薬物治療を継続し、症状の経過を見ながら、薬を減らしていくことを目指します。

実際、**栄養療法により質的栄養失調が改善されると、多くの患者さんは症**

状が落ち着き、薬を減らしていくことに成功しています。

クリニックでの栄養指導は、分子栄養学に基づき、プロテインやビタミン、ミネラルなどをサプリメントで補うというものです。食事だけで栄養状態を改善するのは、特に女性や食の細い方には難しい面がありますし、毎日の食事のメニューを管理するのは大変で継続しにくいという問題もあります。また、サプリメントをうまく利用すれば、スピーディーに栄養状態を改善することが可能です。

人生における「食べる楽しみ」も大切にしながら、糖質に偏った食事内容はできるだけ見直し、不足する栄養素を適切なサプリメントで補っていくというのが治療の基本です。

以後、具体的な食事のポイントやサプリメントの活用法をご説明していきます。

タンパク質を取るのは植物性より動物性がいい

タンパク質には、大きく分けると「動物性タンパク質」と「植物性タンパク質」があります。**一般には、動物性と植物性をバランスよく取るのがよいとされていますが、わたしは動物性タンパク質をたくさん取った方がよいと考えています。**大豆などに多く含まれる植物性タンパク質が悪いというわけではないのですが、含まれているタンパク質の量と質を考えると、効率があまり良くないからです。

プロテインスコア（48ページ参照）でチェックすると、卵が100、イワシが91、豚肉が90、カジキが89、鶏肉が85、チーズが83、牛肉が79、牛乳は74というように、動物性のタンパク質は非常に効率が良いことが分かります。

一方で、大豆のプロテインスコアは56にすぎません。タンパク質10グラムを摂取するのに必要な豆腐の量を計算すると、１５０〜２００グラムとなります。豆腐は1丁が３００〜４００グラムほどですから、もし豆腐だけで1日あたり50〜70グラムのタンパク質を摂取しようとすれば、1日に2丁から3丁の豆腐を食べなければならないことになります。食べられる量には限りがありますから、大豆で必要なタンパク質を全て補うのは難しいのではないでしょうか。

なお、厚生労働省ではタンパク質摂取の基準値について「体重50キログラムの女性が健康維持のために必要なタンパク質は1日50グラム」と定めていますが、これは最低限の量だと考えてください。

心の病気など、すでに質的栄養失調により慢性的な疾患を抱えている方や、筋力トレーニングに励んでいる方、アンチエイジングを目指す方などは、1日１００グラム以上が必要となります。

赤身肉ならタンパク質と鉄を補給できる

タンパク質を効率的に取るためにはプロテインスコアが高い食品を選ぶ必要があること、そしてプロテインスコアが高い食品は卵、肉、魚介類であることが分かりました。

肉と魚ではどちらがよいかというと、わたしはなるべく肉を選ぶことをすすめています。これは、魚は食べられる身の部分が少なく、まとまった量を食べにくいことが主な理由です。

単位容積当たりのタンパク密度は魚より肉の方が高いので、肉の方が効率的にタンパク質を摂取できます。

もちろん、魚には体に良い脂質なども含まれており、積極的に食べたい食材であることは間違いありません。しかし1日に最低でも50~70グラム、慢性疾患の治療のためには100グラムの摂取を目指すと考えると、魚ばかりを選ぶのは効率が良くないことが分かるでしょう。例えばランチにサンマ焼き定食を食べ、夜は豚肉のソテーを食べるというように、食事にしっかり肉を取り入れる工夫が大切です。

また、鉄分という大事な栄養素をしっかり取るという観点でも、魚より肉に軍配が上がります。特に赤身肉は、鉄分が豊富なのでおすすめです。

中でも牛肉は、良質のタンパク質や脂質に加え、ビタミンBも豊富で、鉄分だけでなく亜鉛などのミネラルもたくさん含まれています。豚肉も、タンパク質と鉄分はもちろんのこと、エネルギー代謝を促すビタミンB1や、皮膚や粘膜の生成を促すビタミンB2、筋肉や血液の生成を助けるビタミンB6などが多く含まれており、積極的に選びたい食材です。

完全栄養食品、「卵」をどんどん食べる

できれば毎日食べたい食材として挙げられるのが、卵です。

卵はプロテインスコアが100でタンパク質摂取には非常に効率が良いだけでなく、ビタミンやミネラルなどの栄養素も豊富に含んでいます。**ビタミンCと食物繊維以外は卵で摂取できますから、ほとんど「完全栄養食品」と呼んでもよいほどです。**その上、卵は肉に比べると安価で、日々の食卓に乗せやすいのも大きなメリットといえます。

心の病気との関連でいうと、卵にはレシチンという脂質が豊富なのも評価のポイントです。レシチンの構成要素であるコリンは、脳内の神経伝達物質であるアセチルコリンの材料となります。認知症がアセチルコリン不足で生

じることは、有名です。うつ病もアセチルコリンの減少が原因の1つであるといわれていますし、うつ病を発症するほどではなくても、頭がボーッとしたり、気力がなくなったり、記憶力や思考力が落ちたりといった症状が出ることもあります。

心の健康のためにも、卵は積極的に食べた方がいいでしょう。

なお、一昔前までは当たり前のように「卵は1日1個までにすべきだ」といわれていました。これは卵に含まれるコレステロールの働きが誤解されていたからで、現在では卵に含まれるコレステロールの必要性が広く知られるようになっています。卵は1日に複数個食べてもまったく問題なく、むしろ複数個食べた方がよいというのが常識になってきています。できれば1日に2個以上は食べましょう。肉が苦手な方は、卵を1日5個食べるのを目安にしてタンパク質の摂取量を確保してください。

たくさん食べられないなら、プロテインを活用する

タンパク質の重要性をしっかり理解しても、なかなか摂取量を増やせないという方は少なくありません。特に女性には「肉をたくさん食べるのはつらい」「そんなに多くは食べられない」という方がたくさんいます。

実は、**質的栄養失調に陥ってタンパク質が不足している状態にある人ほど、肉をたくさん食べることができません。**これは、胃や腸などの消化器や消化酵素もタンパク質から作られているため、タンパク質不足だと胃腸が健康に働くことができず消化力が落ちてしまっているからです。

タンパク質不足が原因で肉を食べられなくなると、それがさらなるタンパク質不足を招くわけです。

このような悪循環を脱するには、ホエイプロテインを活用するのがおすすめです。粉末を水に溶かして飲めば質の良いタンパク質を効率的に摂取できます。**プロテインを飲むことで胃腸が整い、消化力が戻ってくれば、肉もしっかり食べられるようになります。**

わたしのクリニックでは、現在、初診の患者さんには全員、プロテイン20グラム（60cc）を1日2回、計40グラム摂取するよう推奨しています。これは、卵6個分のタンパク質量に相当します。プロテインは数時間で消化吸収されるため、2回以上に分けて飲むのがポイントです。

長年のタンパク質不足により消化力が衰えてしまっている方は、最初はプロテインも消化しにくいため、おなかが緩くなることがあります。その場合は5グラム（15cc）を1日2回摂取することからスタートし、徐々に増やしていきましょう。

鉄不足にホウレン草は効果が薄い

鉄不足を解消するためには、肉を積極的に食べることが大切です。

このようにご説明すると、「野菜にもミネラルは含まれていますよね？」「ヒジキやプルーンを食べているので鉄分は取れているはずです。無理に肉を食べなくてもいいですよね？」などと言う方が多いのですが、残念ながら、こうした食べ物を一生懸命食べても、鉄不足は避けられません。

実際、わたしが診た患者さんの中には「ホウレン草には鉄分が多く含まれているのでたくさん食べるようにしていたのに、鉄不足になっていたなんて！」と驚かれた方もいました。

そもそも植物に含まれる鉄分は肉に含まれている量に比べると少ないので、もしホウレン草だけで必要な鉄を摂取しようとすれば、毎日バケツに4杯くらいの量を食べなければなりません。

また、ホウレン草や小松菜などを食べていても鉄不足になるのは別の理由もあります。それは、含まれている鉄分の吸収率の違いです。**肉や魚に含まれる鉄分は主に「ヘム鉄」です。非ヘム鉄の吸収率は、ヘム鉄の10分の1程度。とても吸収されにくいわけです**（8ページ参照）。


ヘム鉄は肉や魚などの動物性食品に含まれ、中でもレバー、牛肉、カツオやマグロなど赤身の魚に多く含まれています。

非ヘム鉄を含む食品には、ホウレン草や小松菜などの野菜のほか、穀類、プルーンなどの果物、ヒジキなどが挙げられます。

鉄不足の解消を目指すには、赤身肉や赤身の魚など、鉄を多く含む動物性の食品を選びましょう。

「安い、飲みやすい、効果が出る」鉄サプリ

女性は月経や妊娠・出産により多量の鉄分を失うため、男性より多くの鉄分を摂取する必要があります。しかし、男性よりも肉や魚を多く食べるという女性はあまりいないでしょう。このため、ほとんどの日本人女性は重度の鉄不足になっています。

食欲があって、たくさんの肉や魚を食べられる人は意識的に鉄分を多く含むものを選んでいただければよいのですが、一般的な量の食事で十分足りるという方や肉が苦手な方にとって、体が必要とする鉄分をしっかり摂取するのは難しいでしょう。そこで活用したいのが、鉄のサプリメントです。

日本でよく流通している鉄のサプリメントはヘム鉄のものですが、より効

果が高いのは「キレート鉄」のサプリメントです。

キレートとはイオンと分子が配位結合している状態のことをいいます。キレート加工をするとミネラルの吸収率は数倍に跳ね上がるといわれています。また、キレート鉄は「病院で処方される鉄剤を服用するとムカムカする」という方でも、ムカムカすることなく服用を続けられます。

当院で使用しているキレート鉄は「フェロケル」というサプリメントが主です。「サプリメントは値段が高いのではないか」と思っている方もいるかもしれませんが、ヘム鉄のサプリメントと比べるとフェロケルは非常に安価で、1カ月当たり1000円程度で済みます。

当院ではこれまで、キレート鉄を3000例以上使用しています。鉄過剰症になった方は1例もなく、適切に使用すれば極めて安全です。

ビタミン不足には上手にサプリを使う

質的栄養失調を解消しATPをたくさん作るには、ビタミン不足の解消も必要です。しかし、食べ物から十分なビタミンを摂取し続けるのは難しい面もあります。そこで、わたしのクリニックでは、「ATPブースト（激増）4点セット」を摂取することをおすすめしています。

ATPブースト4点セットとは、「キレート鉄（フェロケル）」「ビタミンBコンプレックス（ビタミンB群をバランスよく配合したサプリメント）」「ビタミンC」「ビタミンE」のサプリメントのことです。

鉄分が不足すると、電子伝達系の機能が低下し、クエン酸回路機能も低下してしまうため、ATPが作られにくくなります。ビタミンB、特にビタミンB1が不足していると、ピルビン酸がアセチルCOAに代謝されないため、クエン酸回路機能も低下します。ビタミンCは、脂肪酸をミトコンドリアに取り込む際に必要な「カルニチン」を合成する補酵素として欠かせません。

そしてビタミンEは、酸素、ビタミン、ミネラルのミトコンドリア内への取り込みを改善するため、ビタミンBやビタミンCの効果を高くする働きが期待できます。

取り入れる場合は、「ビタミンB50コンプレックス」を朝夕に各1錠（1日2回）、「ビタミンC1000」を朝昼夕に各1錠（1日3回）、「ビタミンE400（d-αトコフェロールを400IU以上含有しているもの）」を朝に1~2錠（1日1回）、「キレート鉄（フェロケル）36mg」を夕に2~3錠（1日1回）が目安です（182頁参照）。鉄はビタミンEと同時摂取すると吸収率が下がるため、時間をずらして服用するのがポイントです。なお、鉄不足がない男性の場合は、キレート鉄は摂取しなくても構いません。

栄養状態をはかる血液検査の指標❶　タンパク質

自分が質的栄養失調なのかどうか、食生活を改善した結果として栄養失調から脱したかどうかを調べるには、血液検査を行います。

タンパク質を十分に取れているかどうかを知るためには、健康診断の結果のうち「BUN（尿素窒素）」をチェックしましょう。

BUNとは、血液中の尿素に含まれる窒素成分のことです。この値が高い場合は腎機能障害が疑われますが、基準値未満の場合はタンパク質摂取不足だと考えられます（重症の肝機能障害のときにも低くなります）。

BUNの一般的な基準値は8～20㎎／dlとされていますが、タンパク質の十分な摂取を目指す場合、目標値は15～20㎎／dlとしましょう。

男性の場合、高タンパク質／低糖質食に切り替えた上でプロテインを毎日

「体重（kg）×0・5」グラム摂取すると、容易にBUN20以上になります。肉、卵、魚をしっかり食べられる方なら、プロテインを摂取しなくてもクリアできるでしょう。

一方、女性の場合は月経や妊娠・出産によりタンパク質を失うこと、食べられる量がもともと少ない方が多いことなどの理由により、食事だけでBUN15を超えるのは難しいといえます。プロテインを毎日「体重（kg）×1」グラム摂取すれば、BUN20以上を目指せるでしょう。

プロテインを取ると、胃腸の調子が良くなるほか、「肌の調子が良くなった」「爪や髪の毛がしっかりしてきれいになった」という声が聞かれます。身体全体の健康状態に大きく影響しますから、BUNが目標に達していない方は積極的にプロテインを活用してください。

栄養状態をはかる血液検査の指標 2 鉄分

鉄分が十分に足りているかどうかをはかる指標は「フェリチン値」です。健康診断で貧血を判断するときは、通常、血液中のヘモグロビン値をチェックします。しかしヘモグロビン値が基準値に達していても鉄不足になっている方が多いので、注意が必要です。

ヘモグロビンは、血液の中で活動している鉄分です。一方、フェリチンは内部に鉄を蓄えることができるタンパク質で、肝細胞などを中心として全身に分布しています。血液中の鉄分が不足すると、フェリチンに蓄えていた鉄分が放出され、血液中の鉄分量を調整します。

たとえヘモグロビン値が正常でも、フェリチン値が低下していれば、鉄の蓄えが少ないことを意味します。家計のお金にたとえるなら、ヘモグロビンは普段使う財布のお金で、フェリチンは貯金という位置づけです。貯金がない家計が健全とはいえないのと同様、フェリチンが不足していると鉄不足の症状が現れるのです。

フェリチンの一般的な基準値は、男性で20~220ng/ml、女性は10~85ng/mlとされています。しかし体が必要とする鉄を十分に取れている状態を目指すなら、フェリチン値は100ng/mlを目標としましょう。

フェリチンは一般の健康診断では測定してもらえませんが、近年、フェリチンの測定が重要だということに気付き測定に対応する病院が増えています。184ページにフェリチンを測定してもらえる医療機関を掲載していますので、参考にしてください。

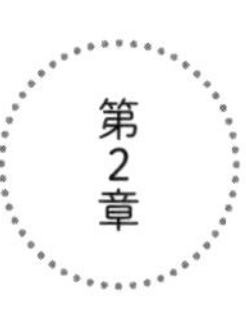

マンガで分かる うつを治す方法

症例 1

お母さんうつ

内田さん
（仮名・30代女性）

子どもと公園へ
見て見て〜

つらい…
へなへなへな

どうしたんだろ立ちくらみやめまい…
すぐに息も切れるし…

全然食べたくないけど…
何か食べないと…カロリーの高いものなら…
チョコとかパンとか

眠れないから…
ママ行ってきます…
起きられない…

とうとう起き上がれなくなってしまった…
涙が止まらない〜〜

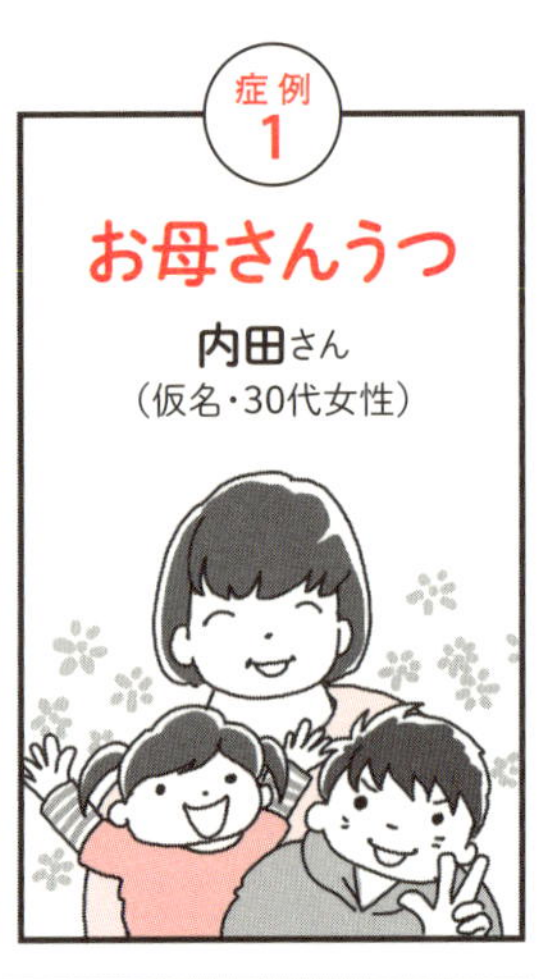

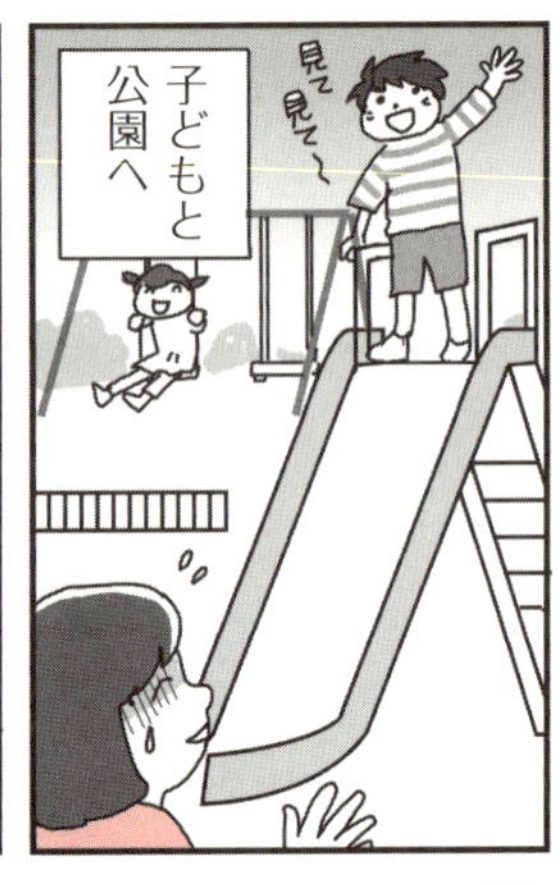

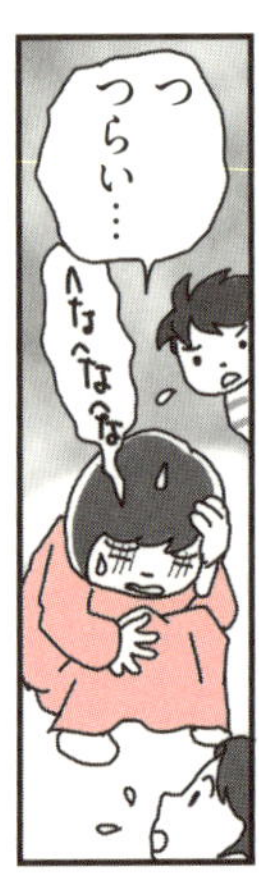

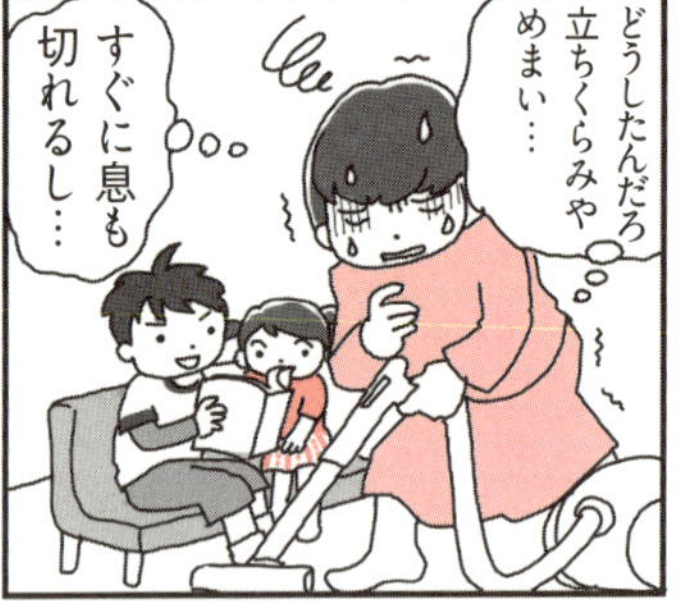

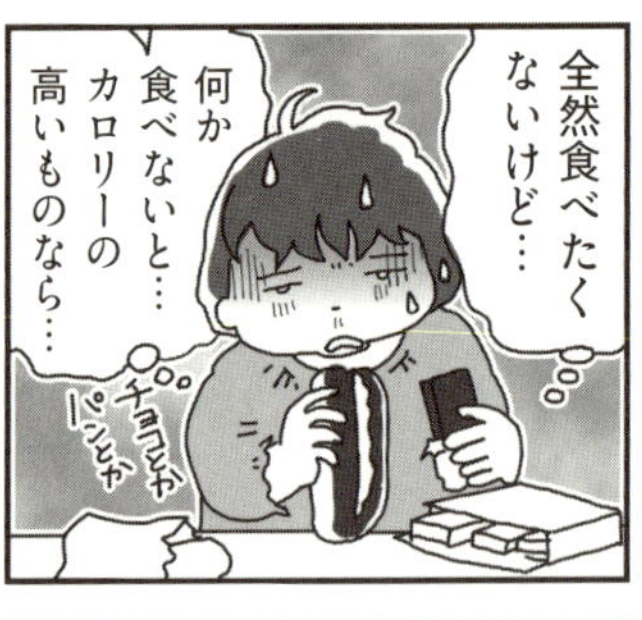

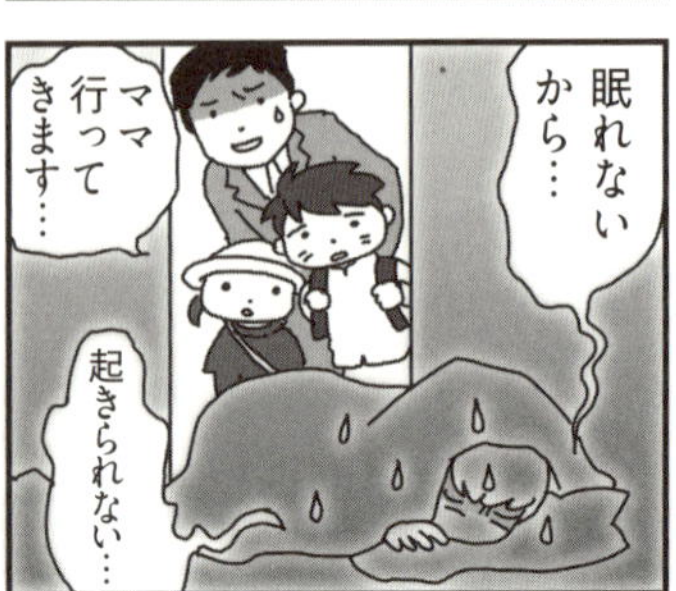

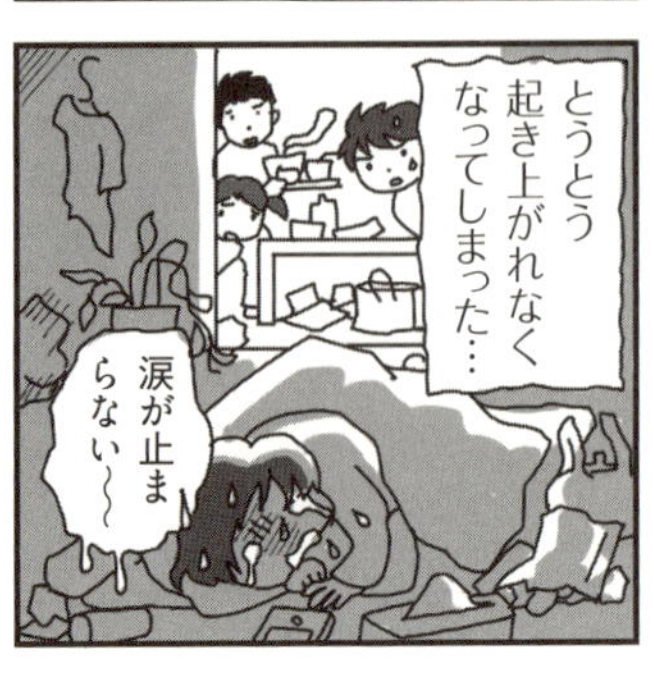

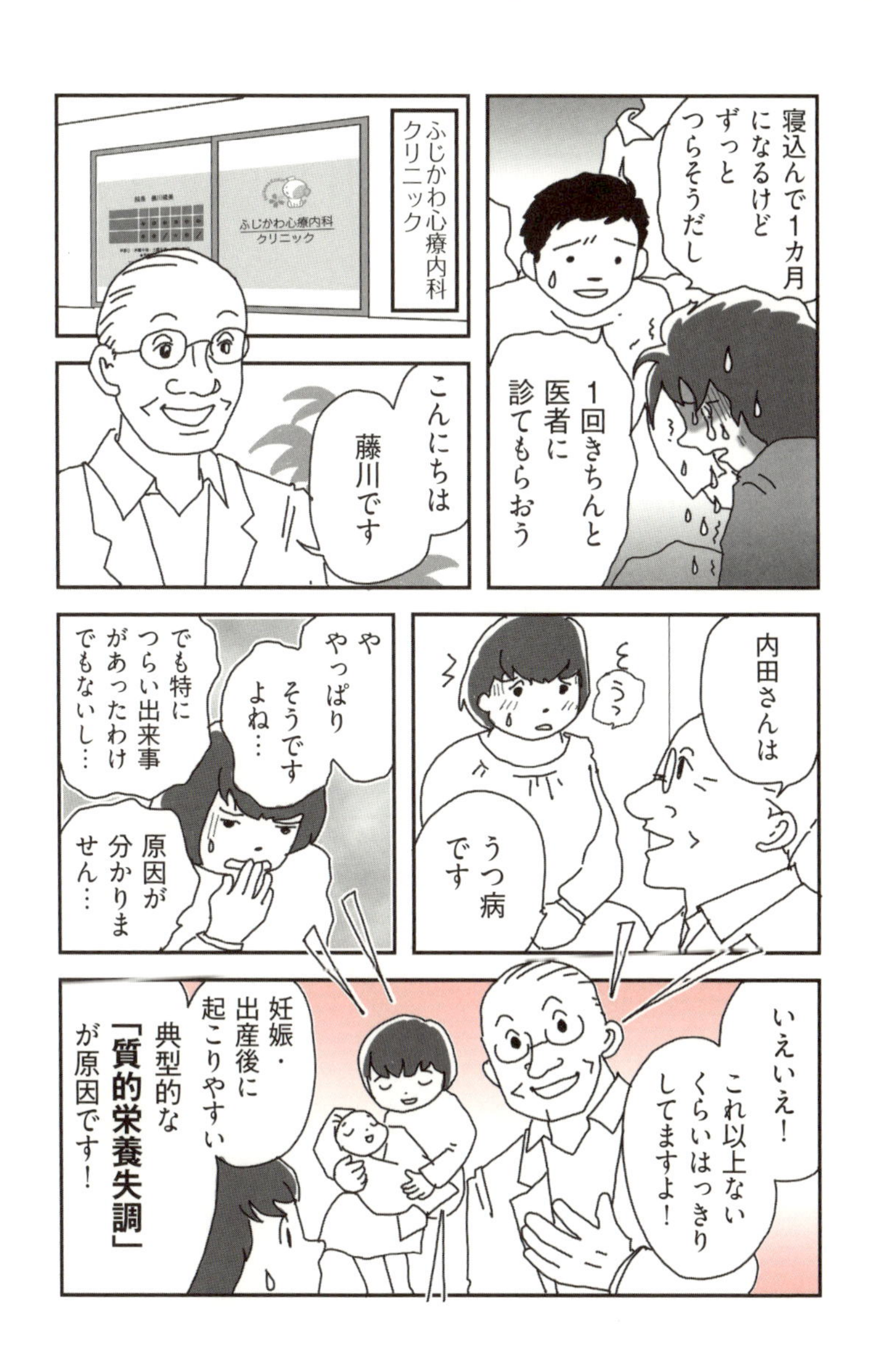
寝込んで1カ月になるけどずっとつらそうだし
1回きちんと医者に診てもらおう
ふじかわ心療内科クリニック
ふじかわ心療内科クリニック
こんにちは藤川です
内田さんは
うつ病です
うっ
ややっぱりそうですよね…
でも特につらい出来事があったわけでもないし…
原因が分かりません…
いえいえ！これ以上ないくらいはっきりしてますよ！
妊娠・出産後に起こりやすい典型的な「質的栄養失調」が原因です！

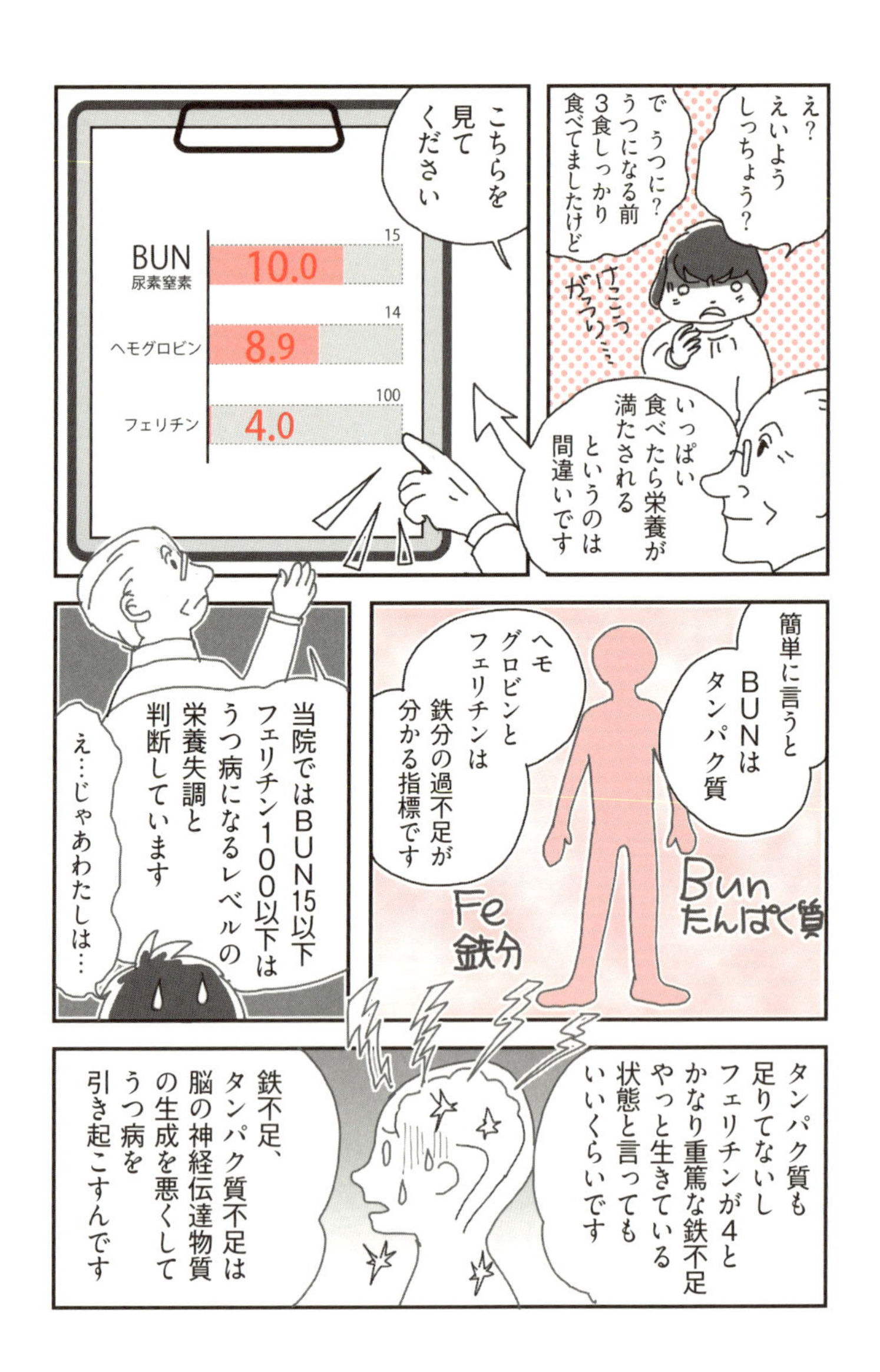

え？えいようしっちょう？
でうつに？うつになる前3食しっかり食べてましたけど
けっこうがっつり…
いっぱい食べたら栄養が満たされるというのは間違いです
こちらを見てください
BUN
尿素窒素
10.0
15
ヘモグロビン
8.9
14
フェリチン
4.0
100
簡単に言うとBUNはタンパク質
ヘモグロビンとフェリチンは鉄分の過不足が分かる指標です
Bun
たんぱく質
Fe
鉄分
当院ではBUN15以下フェリチン100以下はうつ病になるレベルの栄養失調と判断しています
え…じゃあわたしは…
タンパク質も足りてないしフェリチンが4とかなり重篤な鉄不足やっと生きている状態と言ってもいいくらいです
鉄不足、タンパク質不足は脳の神経伝達物質の生成を悪くしてうつ病を引き起こすんです

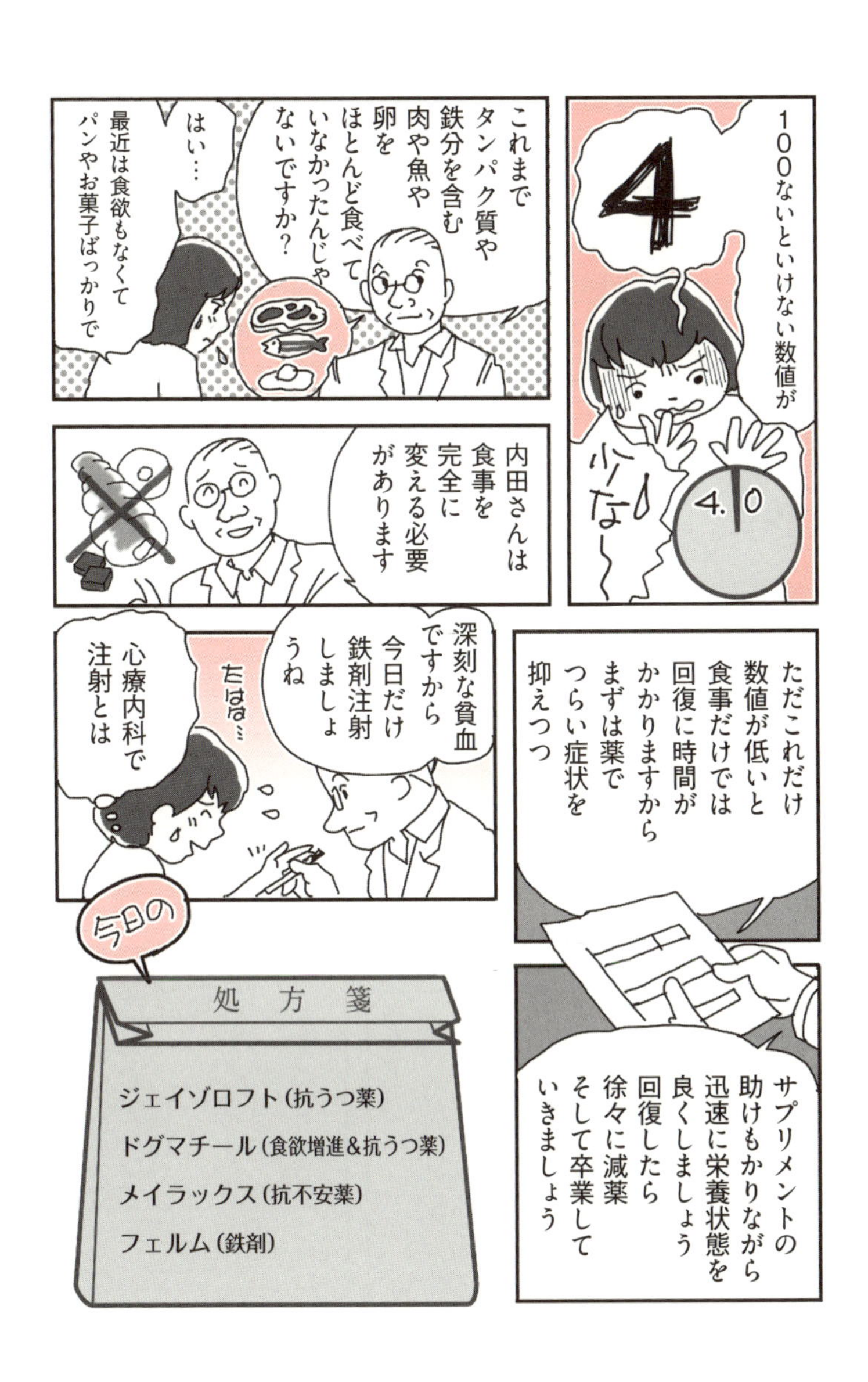
100ないといけない数値が
4
少なし
4.0
これまでタンパク質や鉄分を含む肉や魚や卵をほとんど食べていなかったんじゃないですか？
はい…
最近は食欲もなくてパンやお菓子ばっかりで
内田さんは食事を完全に変える必要があります
ただこれだけ数値が低いと食事だけでは回復に時間がかかりますからまずは薬でつらい症状を抑えつつ
深刻な貧血ですから今日だけ鉄剤注射しましょうね
たはぁ…
心療内科で注射とは
サプリメントの助けもかりながら迅速に栄養状態を良くしましょう回復したら徐々に減薬そして卒業していきましょう
今日の
処方箋
ジェイゾロフト（抗うつ薬）
ドグマチール（食欲増進&抗うつ薬）
メイラックス（抗不安薬）
フェルム（鉄剤）

内田さんの改善法　肉＋卵＋鉄剤で貧血を最速で治す

肉と卵は
毎日食べてください!
今までの倍の気持ちで!
逆にごはんパン
麺類は半分に!
砂糖は全部やめて!

主食を取らないから意外と食べられるかも
スポーツ選手の食卓みたいだね〜!!

そういえば産前産後健診で
貧血だから注意して〜
ほったらかしにしてたよ
処方薬の鉄剤
フェルム

3カ月後
体調も気持ちも良くなってます
はい!
BUN
尿素窒素
15
17.8
ヘモグロビン
14
14.6
フェリチン
100
22.0

数値もだいぶ回復しましたし
できる薬は減量や中止をしましょう!
処方箋
ジェイゾロフト
ドグマチール
メイラックス
フェルム
中止!

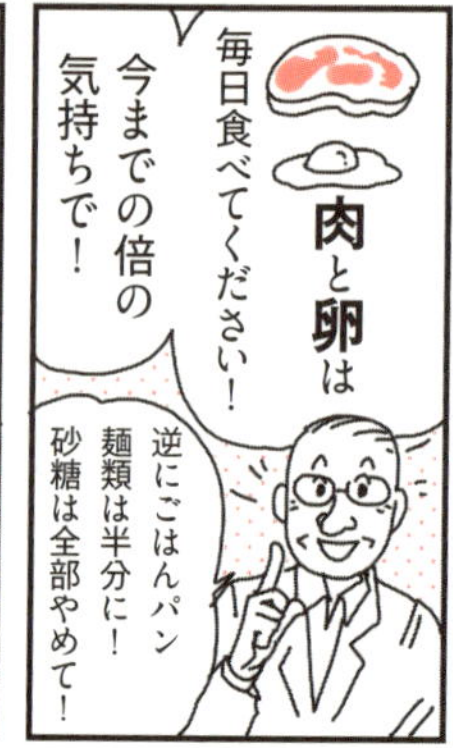

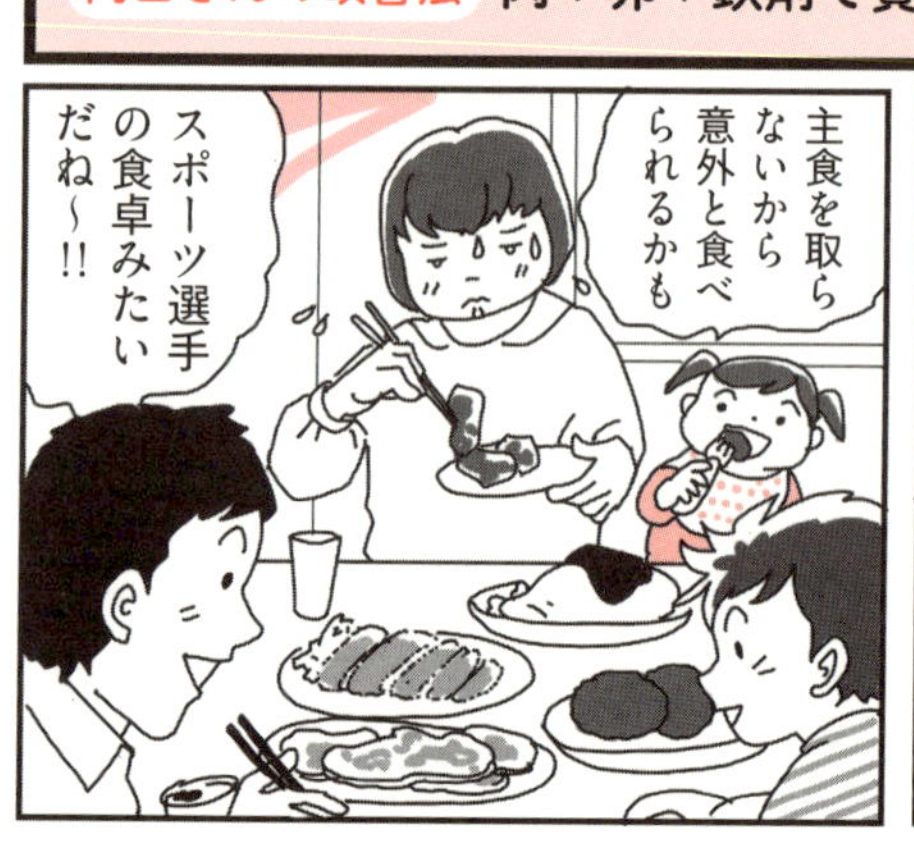

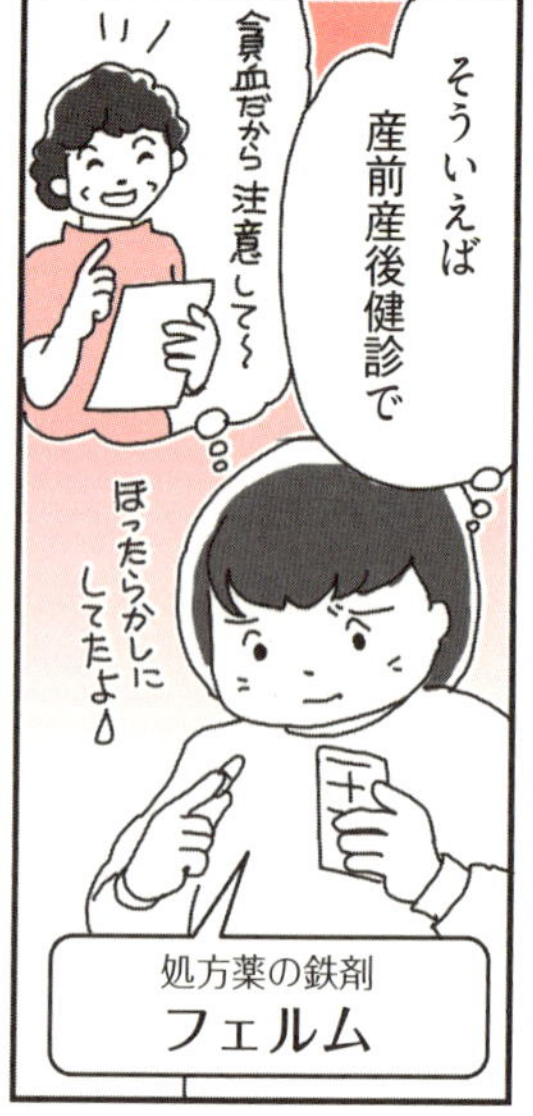

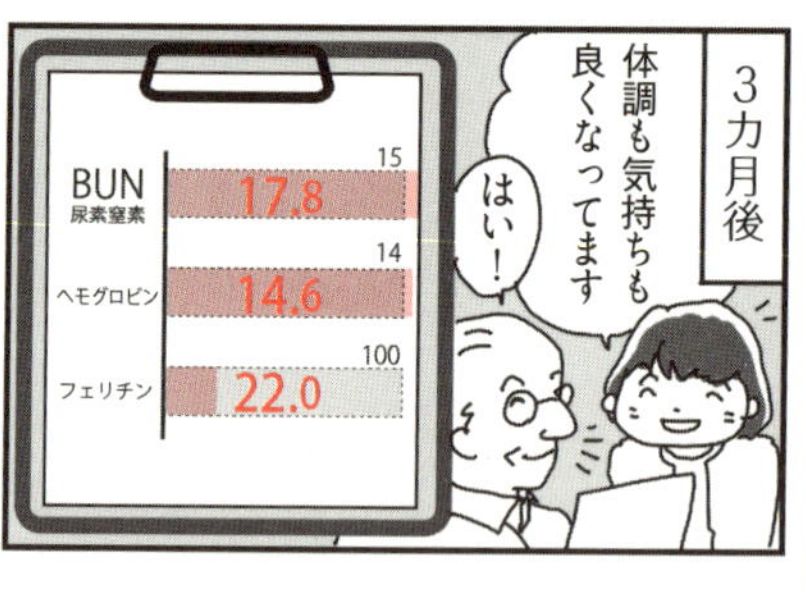

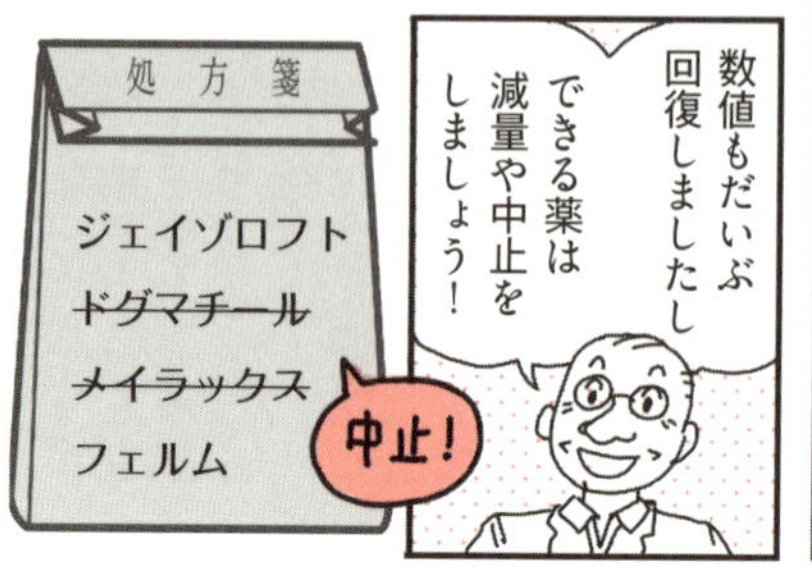

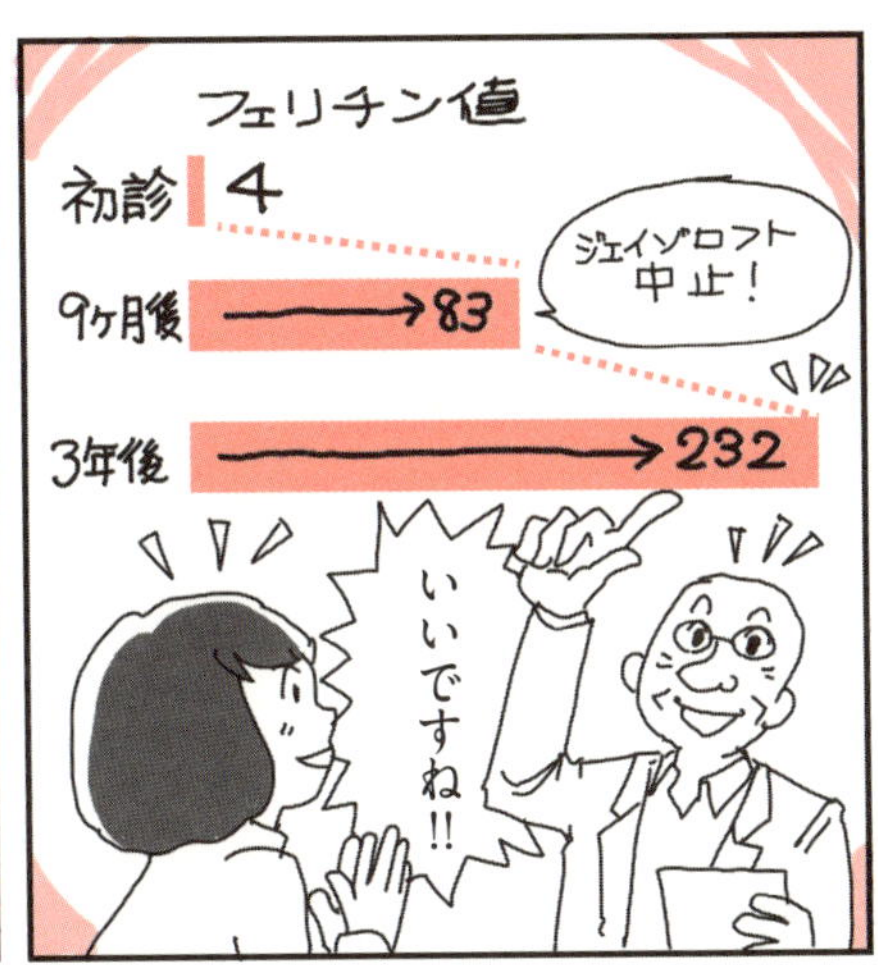
フェリチン値
初診
4
9ヶ月後
83
3年後
232
ジェイゾロフト中止!
いいですね!!

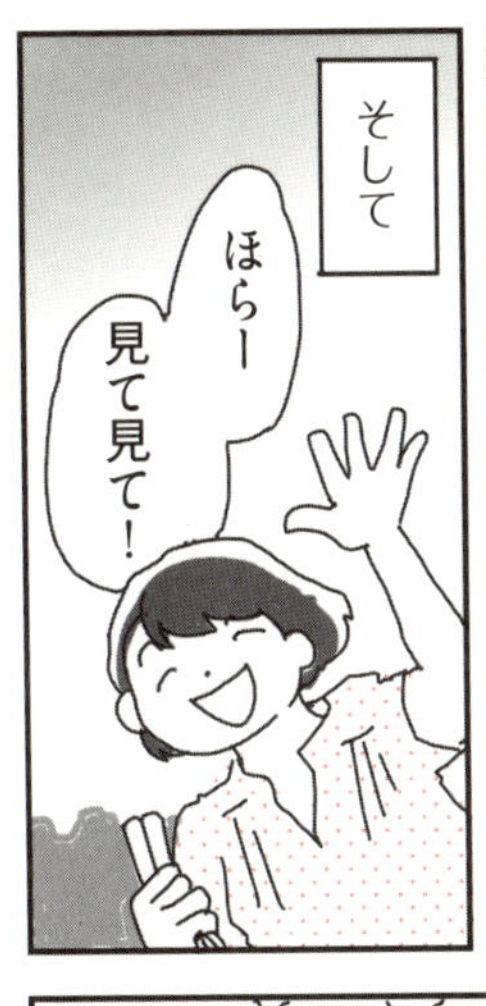
そして
ほらー見て見て!

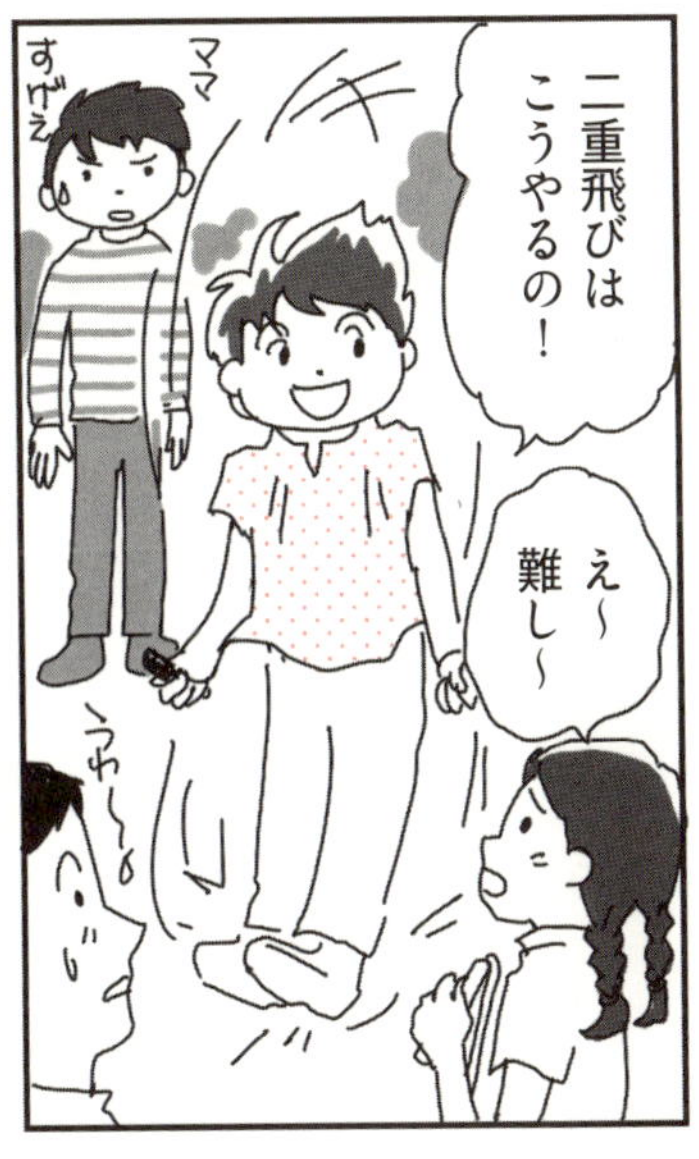
二重飛びはこうやるの!
ママ
すげえ
え〜難し〜

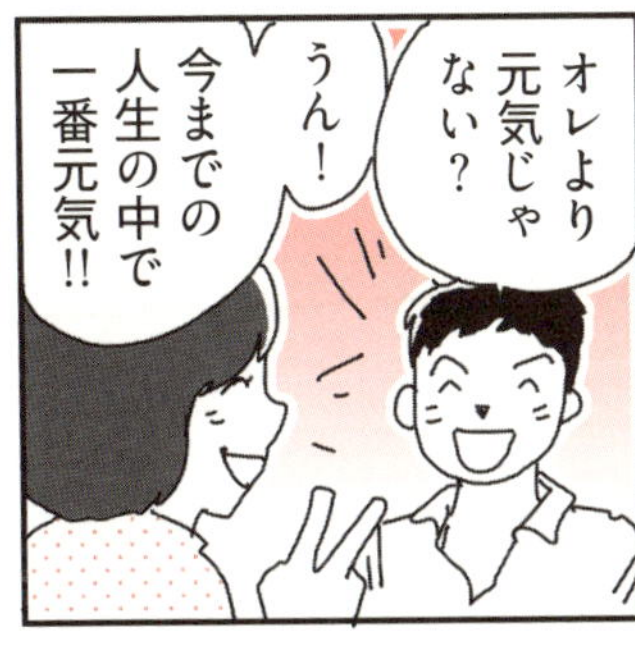
オレより元気じゃない?
うん!今までの人生の中で一番元気!!

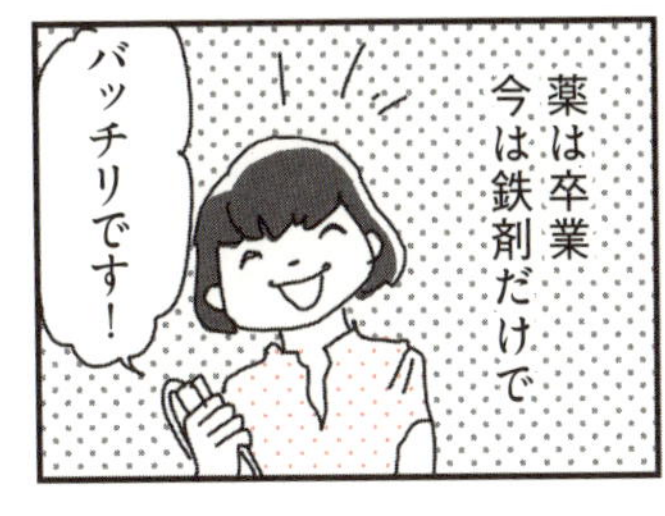
薬は卒業今は鉄剤だけで
バッチリです!

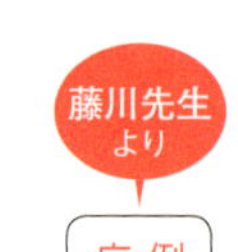

症例1

お母さんうつのあなたへ

子育て中にうつ病を発症……どんな状態？

内田さん（仮名、30代女性）は、2人のお子さんを持つお母さんです。子育てに奮闘していましたが、少しずつ心身につらさを感じるようになってきました。立ちくらみやめまいを起こすことが増え、息が切れやすくなったほか、寝付きが悪くなり朝に弱くなり、食欲もわかなくなりました。

とうとう、まったく起き上がれなくなった内田さん。寝込んでから1カ月ほどたったころに当院を受診されました。わたしは内田さんがうつ病を発症していると診断しました。

「つらい出来事があったわけではないし、ストレスもそんなに……原因は何でしょうか」

内田さんは自分がうつ病だということに驚いたようでしたが、わたしは内田さんは妊娠出産に伴う質的栄養失調に陥っている可能性が高いと考えていました。

「でも、体調を崩す前はきちんと3食、食べていたんですが……」

これが、典型的な誤解です。3食きちんとバランスよく食べているつもりでも、質的栄養失調になることはよくあるのです。特に妊娠出産を経た女性は、タンパク質や鉄分が体から奪われていますから、積極的にそれらを補わなければなりません。普通の食事を取っているだけでは、質的栄養失調状態が続いてうつ病などを発症するケースが少なくありません。

内田さんの場合、血液検査をすると、タンパク質の過不足を示すBUN（尿素窒素）の値が10㎎／dl、鉄の過不足を示すヘモグロビンとフェリチンの値はそれぞれ8・9g／dl、4ng／mlでした。

血液検査から分かったのは、内田さんはタンパク質が不足しているだけでなく重度の鉄不足だということでした。これでは心身に不調をきたすのも当然でしょう。「やっと生きている状態」と言ってもいいほどです。

質的栄養失調が原因のうつ病。どう治療する？

内田さんは貧血がひどかったため、1回だけ鉄剤を注射しました。鉄剤注射は体への負担が大きいため、本来は食事のほか錠剤やサプリメントで補うのが望ましいのですが、当院では深刻な貧血の患者さんについては1回のみ注射することがあります。

治療では食事を改善していくことが最も重要なポイントですが、質的栄養失調は一朝一夕には改善しませんから、まずは薬でつらい症状を抑えます。

その上で食生活の改善とあわせてサプリメントの助けも借り、スピーディーに栄養状態を回復させることを目指そうというわけです。

内田さんの治療の経過は……

内田さんは卵と肉を毎食取ってタンパク質を補うように心掛ける一方、お米やパンなどの糖質の多い食品を半分に減らしました。主食を減らせば、タンパク質の摂取量を増やしやすくなります。

鉄不足については、鉄剤（処方薬「フェルム」）を服用することで補っていきました。

すると3カ月後には体調が回復し、気持ちも明るくなってきたので、症状を抑えるための薬を3種類から1種類に減らし、継続する薬についても量を減らすことができました。血液検査をすると、BUNは17・8㎎／dl、ヘモグロビンは14・6g／dl、フェリチンは22ng／mlまで回復していました。
その後も同様の食生活と鉄剤の服用を継続し、初診から9カ月後にはフェリチンが83ng／mlまで回復。すっかり元気になったので、症状を抑える薬は中止することができたのです。

女性の場合、生理があるためタンパク質と鉄分が大きく不足している人が少なくありません。内田さんもうつ病は完治したといえますが、タンパク質と鉄分が不足すれば、再び発症する恐れがあります。このため、鉄剤は継続して服用することになりました。

その後は「人生で今が一番、元気です！」と言うほどになりました。3年後に検査したところ、フェリチンが232ng／mlまで回復しており、鉄剤の継続服用の効果が見られたといえます。

症例
1

「お母さんうつ」の内田さんのカルテ

栄養改善の内容

◎初診時より

- 肉と卵は毎食食べる。
- 糖質（ごはん、パン、麺類）をこれまでの半分にする
- フェルム（鉄の処方薬）初診時に１錠×夕
  フェリチン100に達した３年後から隔日
- 初診時のみフェジン（鉄剤）２アンプル静脈注射

◎初診から３年後、もっと元気になるために

- ビタミンB50mg　１日２錠　朝夕に各１錠
- ビタミンC1000mg　１日３錠　朝昼夕に各１錠
- ビタミンE400IU　１日１～２錠　朝

処方薬

- ジェイゾロフト50mg（抗うつ薬）
  ➡ １年10カ月後中止
- ドグマチール100mg（食欲増進効果のある抗うつ薬）
  ➡ 初診から３カ月後に減薬 ➡ 中止
- メイラックス0.5mg（抗不安薬）
  ➡ 初診から２カ月後中止

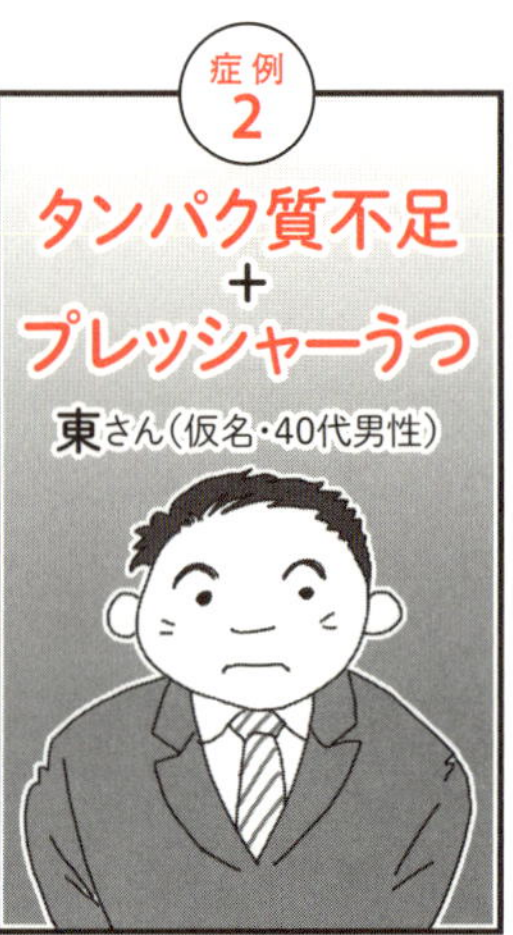
症例
2
タンパク質不足
＋
プレッシャーうつ
東さん（仮名・40代男性）

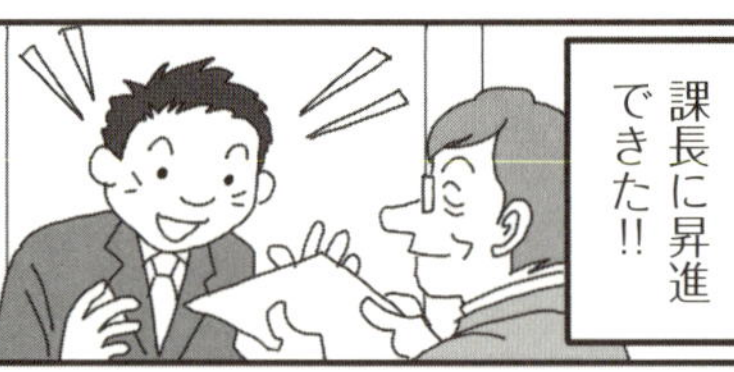
課長に昇進できた!!

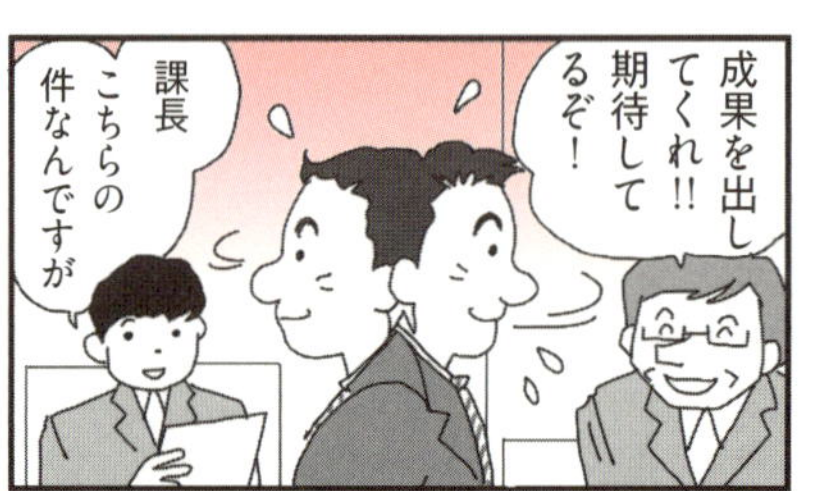
成果を出してくれ!!期待してるぞ！
課長こちらの件なんですが

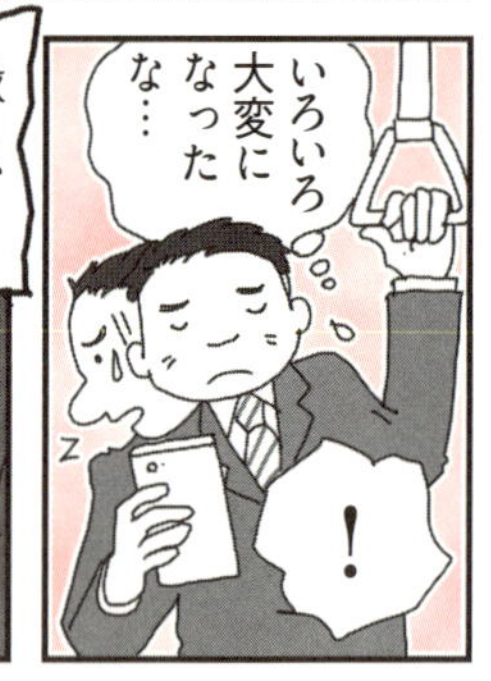
いろいろ大変になったな…
!

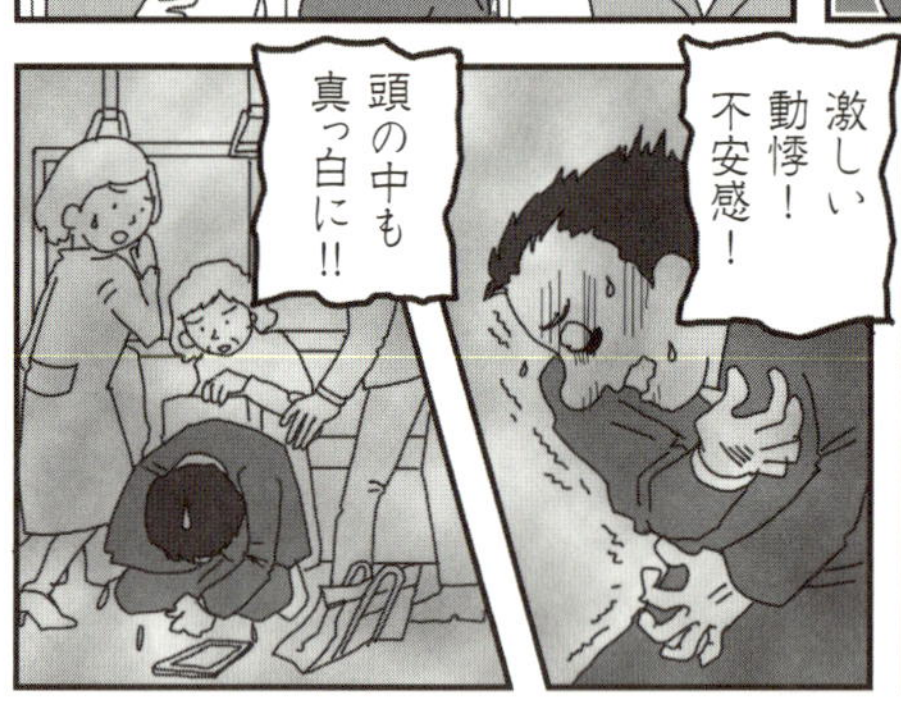
激しい動悸！不安感！
頭の中も真っ白に!!

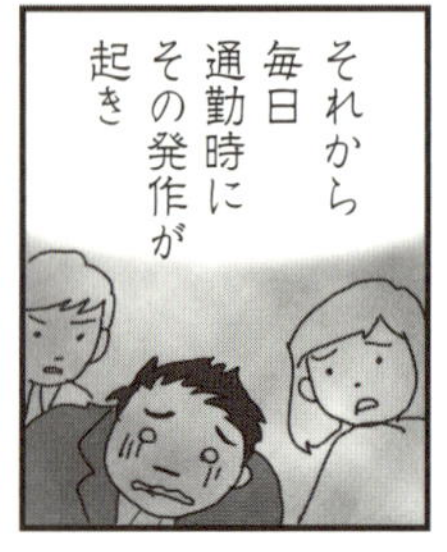
それから毎日通勤時にその発作が起き

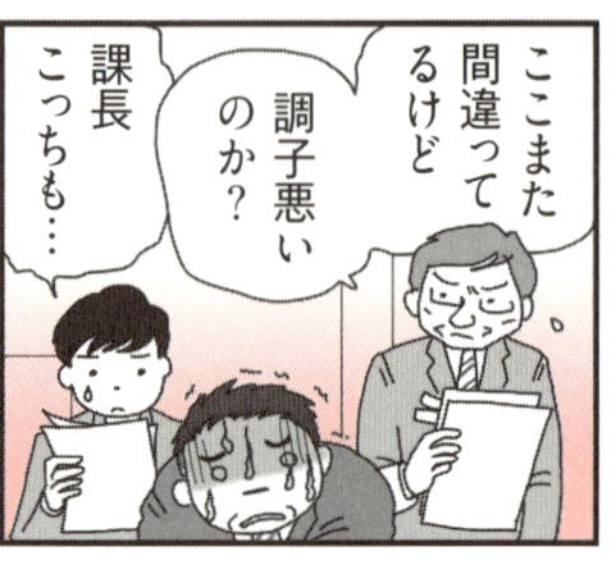
ここまた間違ってるけど
調子悪いのか？
課長こっちも…

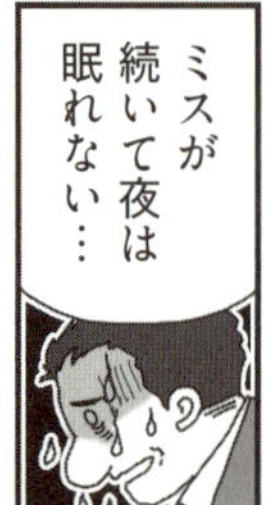
ミスが続いて夜は眠れない…

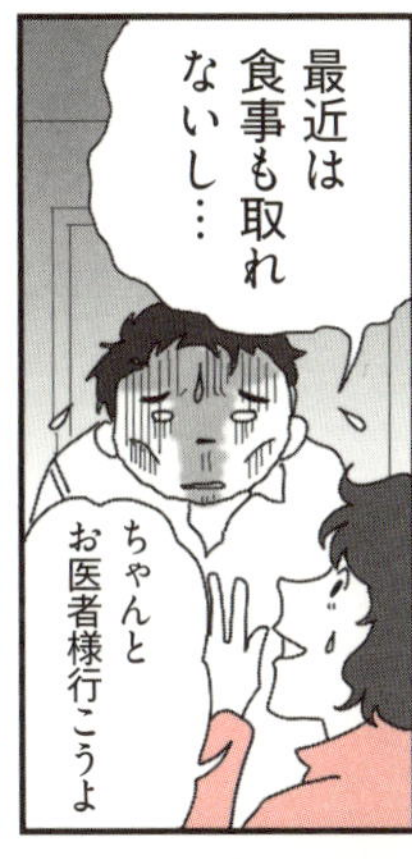
最近は食事も取れないし…
ちゃんとお医者様行こうよ

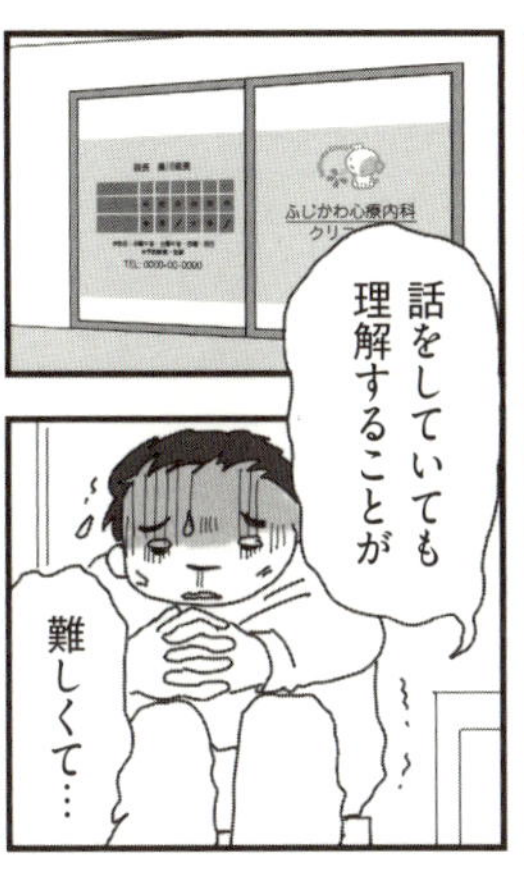
ふじかわ心療内科
話をしていても理解することが
難しくて…

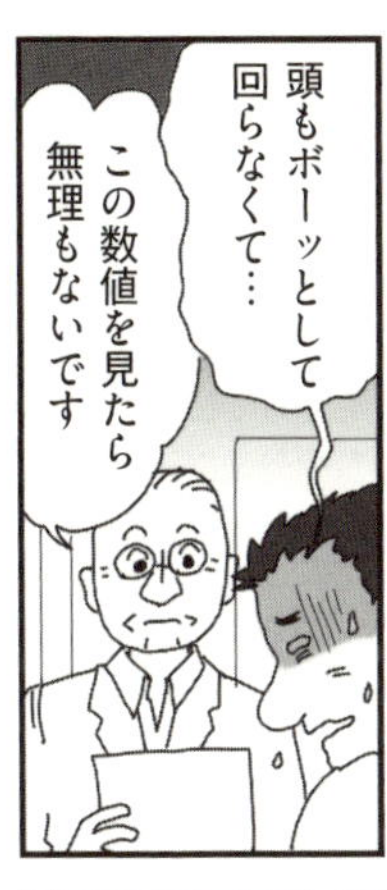
頭もボーッとして回らなくて…
この数値を見たら無理もないです

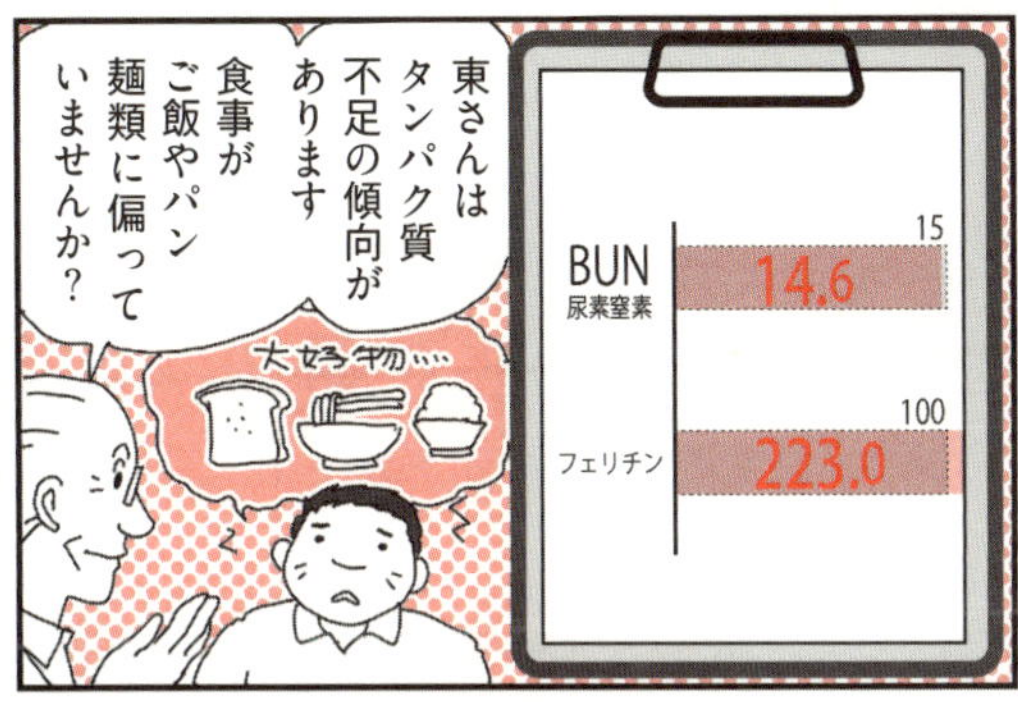
BUN
尿素窒素
15
14.6
100
フェリチン
223.0
東さんはタンパク質不足の傾向があります
食事がご飯やパン麺類に偏っていませんか？
大好物…

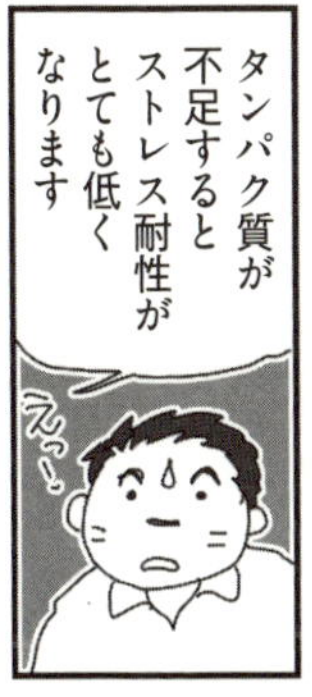
タンパク質が不足するとストレス耐性がとても低くなります
えっ…！

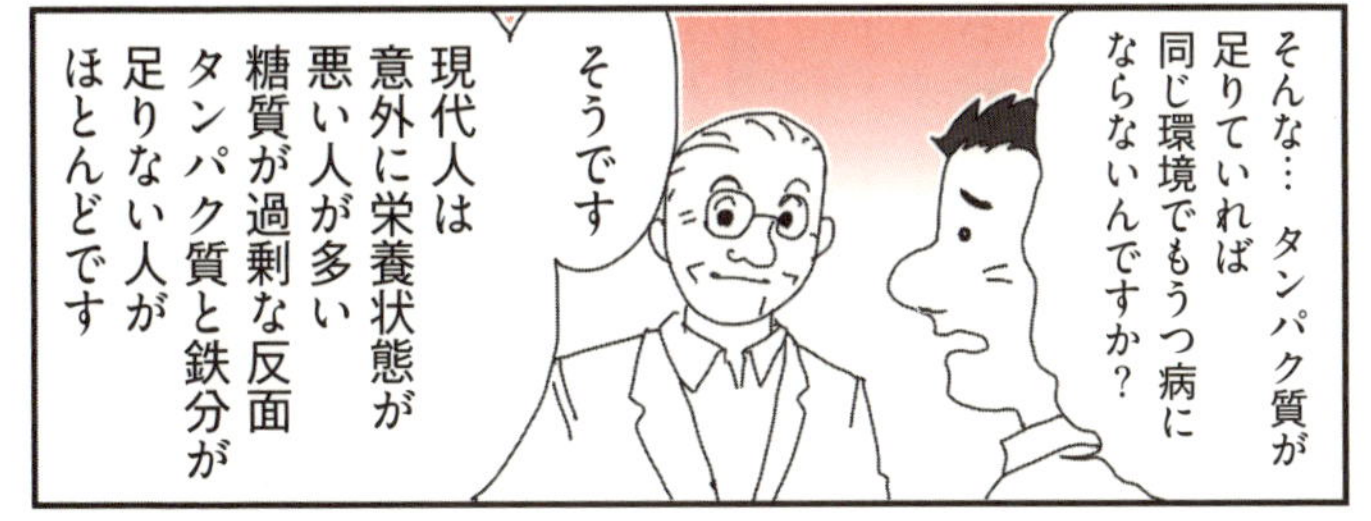
そんな… タンパク質が足りていれば同じ環境でもうつ病にならないんですか？
そうです
現代人は意外に栄養状態が悪い人が多い
糖質が過剰な反面タンパク質と鉄分が足りない人がほとんどです

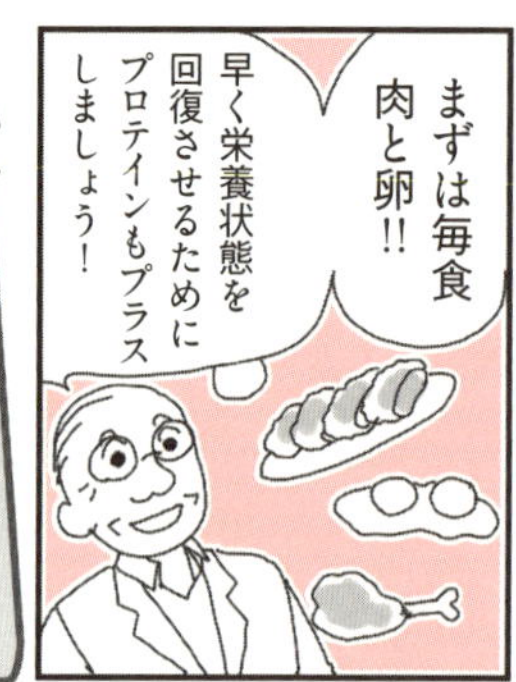
まずは毎食肉と卵!!
早く栄養状態を回復させるためにプロテインもプラスしましょう!

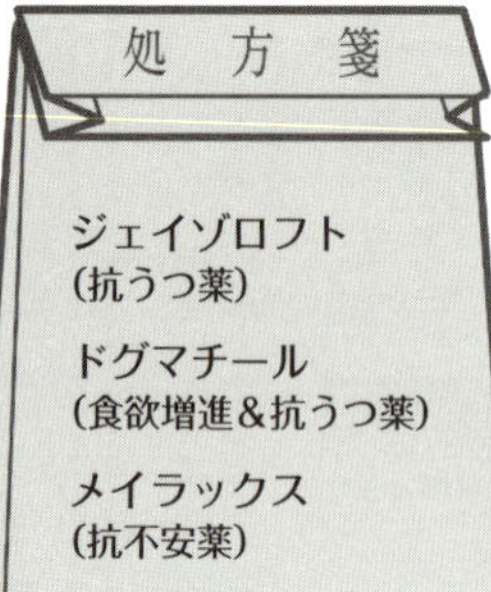
処方箋
ジェイゾロフト（抗うつ薬）
ドグマチール（食欲増進＆抗うつ薬）
メイラックス（抗不安薬）

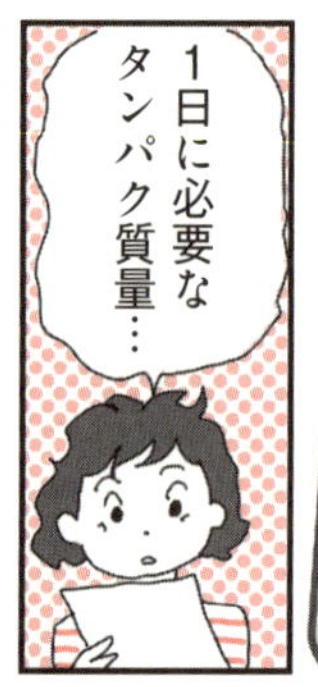
1日に必要なタンパク質量…

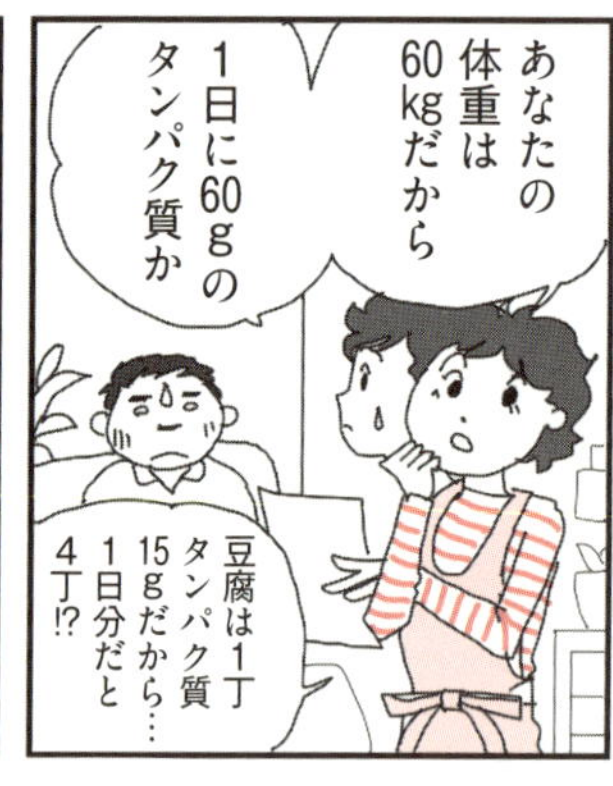
あなたの体重は60kgだから
1日に60gのタンパク質か
豆腐は1丁タンパク質15gだから…1日分だと4丁!?

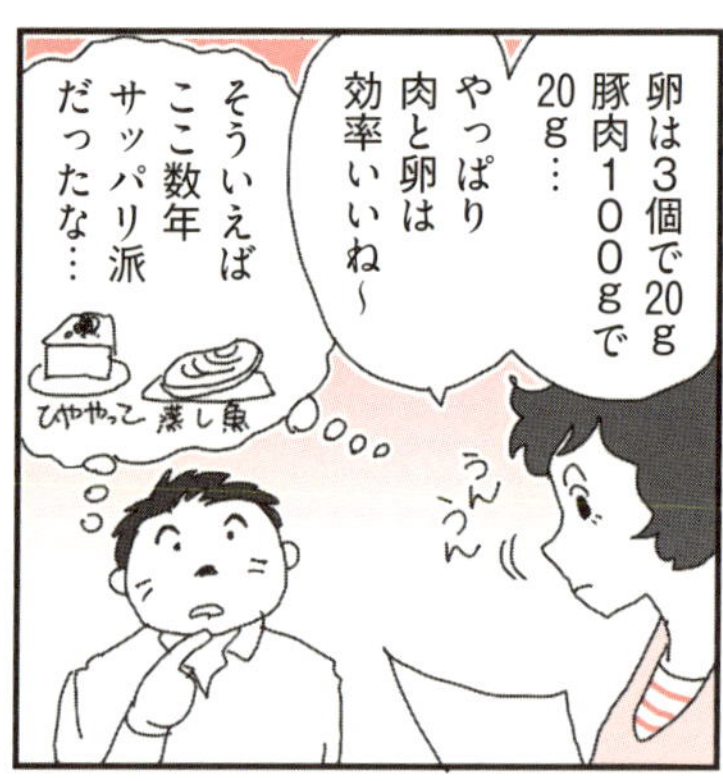
卵は3個で20g豚肉100gで20g…
やっぱり肉と卵は効率いいね~
うんうん
そういえばここ数年サッパリ派だったな…
ひややっこ
蒸し魚

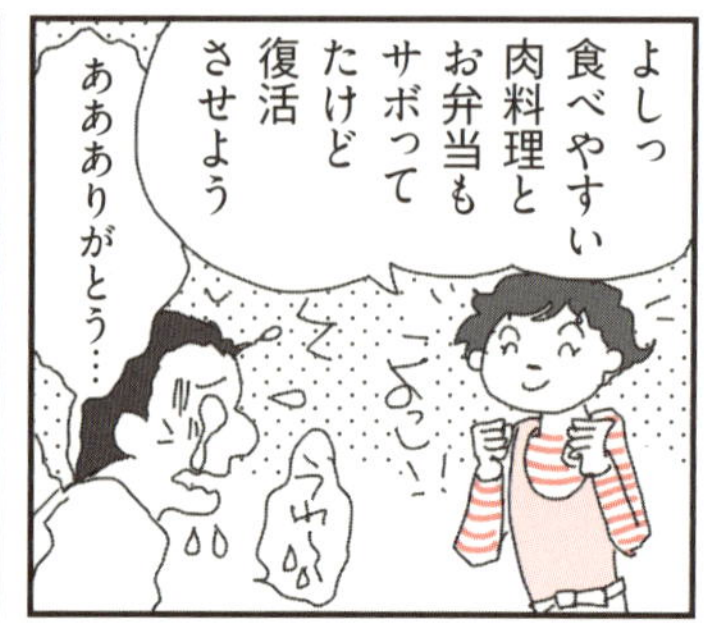
よしっ食べやすい肉料理とお弁当もサボってたけど復活させよう
ああありがとう…
よっし!!

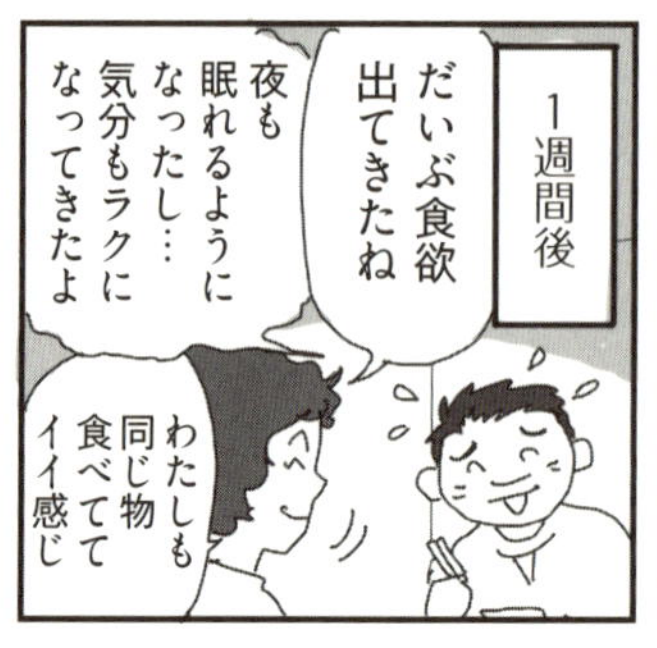
1週間後
だいぶ食欲出てきたね
夜も眠れるようになったし…気分もラクになってきたよ
わたしも同じ物食べててイイ感じ

初診から1カ月後

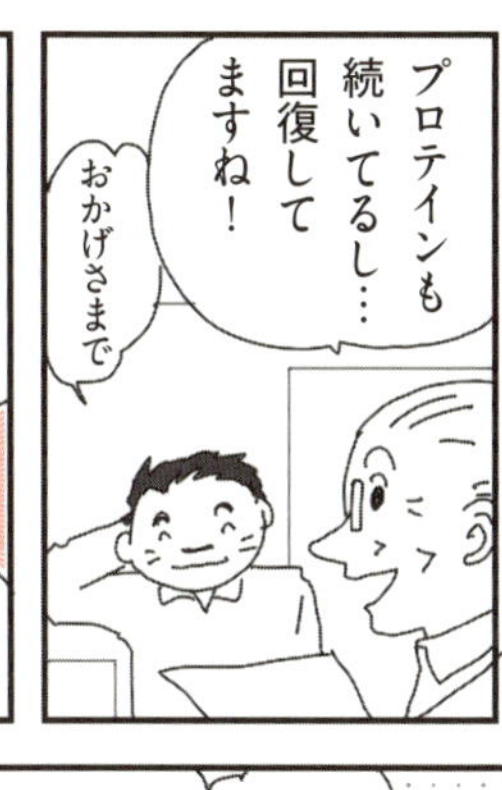
プロテインも続いてるし…回復してますね！
おかげさまで

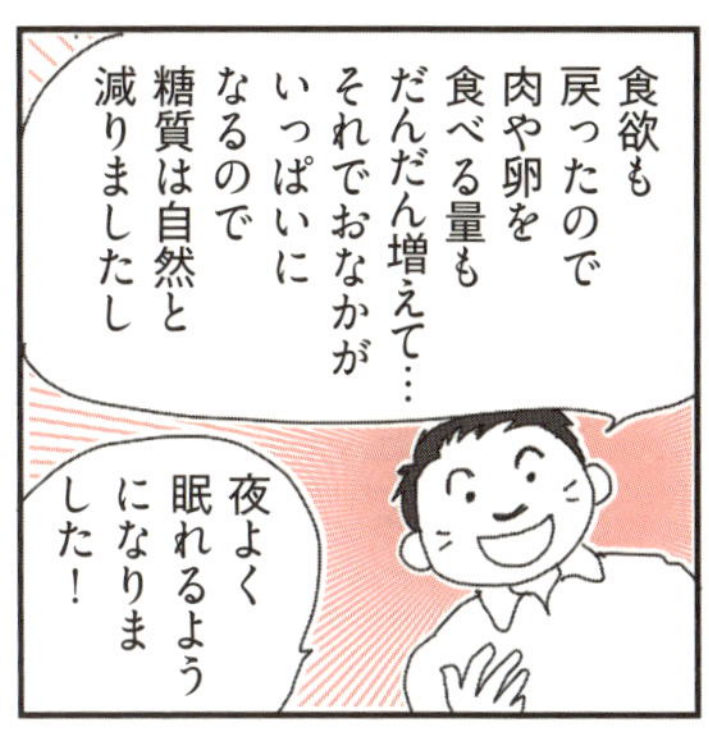
食欲も戻ったので肉や卵を食べる量もだんだん増えて…それでおなかがいっぱいになるので糖質は自然と減りましたし
夜よく眠れるようになりました！

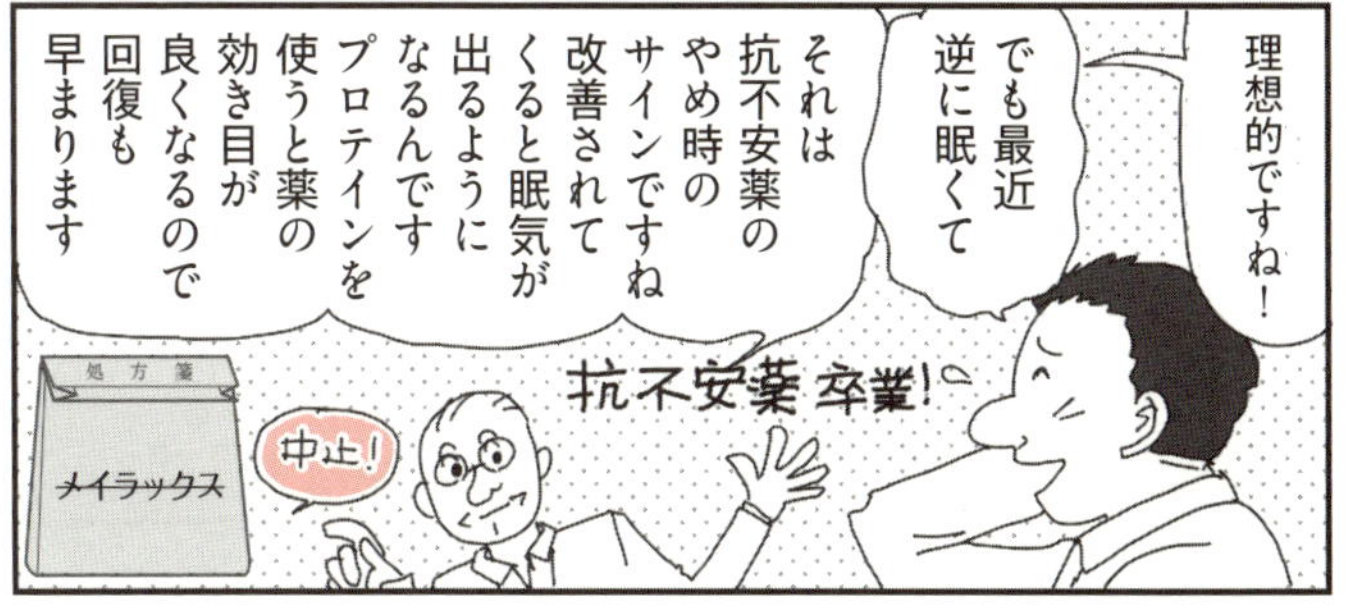
理想的ですね！
でも最近逆に眠くて
それは抗不安薬のやめ時のサインですね改善されてくると眠気が出るようになるんですプロテインを使うと薬の効き目が良くなるので回復も早まります
抗不安薬卒業！
中止！
処方箋
メイラックス

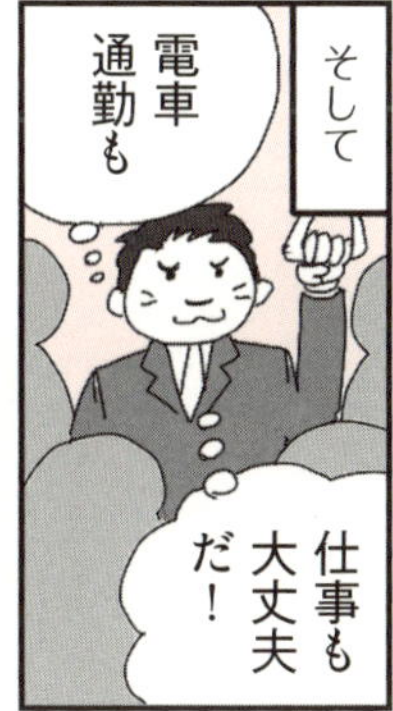
そして
電車通勤も
仕事も大丈夫だ！

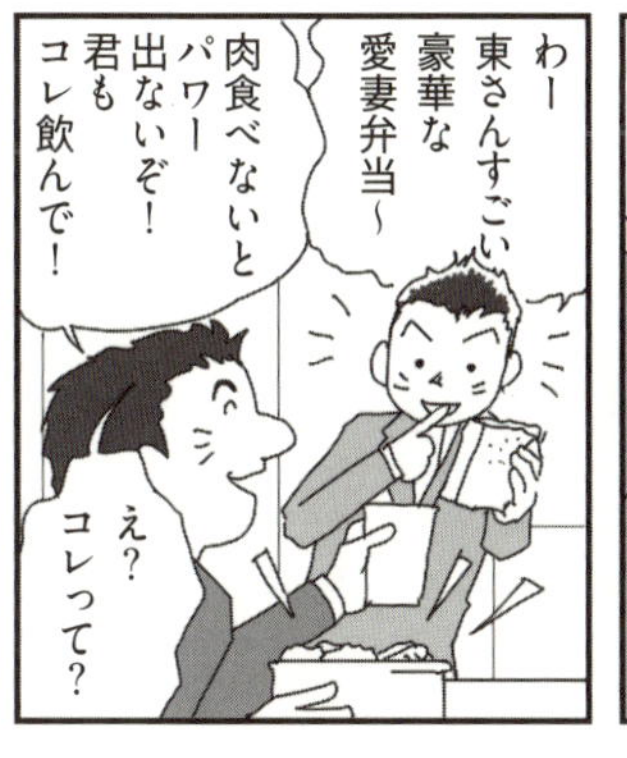
わー東さんすごい豪華な愛妻弁当〜
肉食べないとパワー出ないぞ！君もコレ飲んで！
え？コレって？

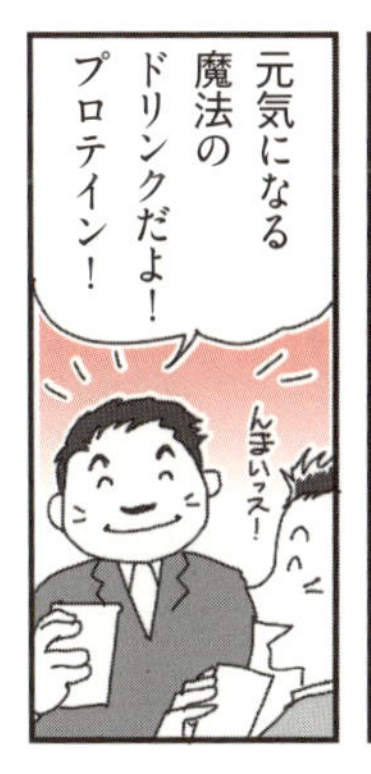
元気になる魔法のドリンクだよ！プロテイン！
んまいッス！

症例2

タンパク質不足+プレッシャーうつのあなたへ

課長昇進後、うつ病を発症……どんな状態？

東さん（仮名、40代男性）は大手企業に勤め、バリバリ働くビジネスマンでした。充実した日々を過ごしていたものの、課長に昇進して仕事が多忙を極めるようになると、心身に不調が現れ始めました。激しい動悸がしたり、不安感に襲われたり、頭の中が真っ白になってしまったり……。

そんな症状が通勤時に毎日起きるようになり、仕事でもミスが続出。夜も眠れなくなってしまいました。

食欲も落ちてきた東さんは、家族のすすめもあって当院を受診されました。

問診ではボーッとした様子で、あまり頭が回っていないことがうかがえます。人の話を理解するのが難しいようでした。

東さんの血液検査をすると、ＢＵＮの値は14・6㎎／dlでした。タンパク質不足の程度は重くはありませんが、やはり、食生活の偏りがあるのではないかと考えられました。できればＢＵＮは20㎎／dlを目指したいところです。

タンパク質不足がうつ病の引き金に。どう治療する？

忙しいと、食生活はおにぎりや麺類など手軽に食べられるものに偏りがちになります。また、ちゃんとした食事を取れるときに「体のために」とあっさりした和食中心にしたりすると、肉や卵などのタンパク源が十分に取れないメニューになることが多いものです。タンパク質が不足すれば、ストレス耐性が低くなってしまいます。

そこで東さんには、食生活を改善することに加え、タンパク質を積極的に摂取するためプロテインのサプリメントを活用してもらうよう指導しました。具体的には、「毎食、肉や卵を食べること」と「プロテインを1日2回20グラムずつ、計40グラム摂取すること」が目標です。

なお、1日に必要なタンパク質は、体重（キログラム）をグラムにおきかえた量になります。東さんの場合、体重がおよそ60キログラムだったのでタンパク質は最低でも1日60グラム摂取する必要があります。卵は3個食べるとタンパク質を20グラム摂取できるので、東さんは毎日、卵を9個食べればよい計算ですが、毎日これだけの量を食べ続けるのはさすがに難しいでしょう。そこで補助的にプロテインの活用をすすめたわけです。

なお、プロテインは吸収が速いため、飲む場合は1日2回以上に分けるのが効果を持続させるポイントです。

このほか、通勤や仕事に支障がないよう抗うつ薬、抗不安薬を全3種類処方しました。うち1種類は、「食欲がない」という悩みに対応するため、健胃効果があり食欲が出やすい抗うつ薬（ドグマチール）にしました。

東さんの治療の経過は……

東さんの治療は非常に順調に進みました。薬が効いて症状が落ち着き、夜に眠れるようになり、食事もしっかり取れるようになるとみるみる元気になっていったのです。プロテイン摂取によりスピーディーに栄養状態の改善がはかれると、薬の効果も出やすいのです。

1カ月後には「元気になりましたが、最近どうも眠気が強くて……」というので、抗不安薬をやめることにしました。うつ病の症状が治まってくると、抗不安薬による眠気を強く感じるようになる人は少なくありません。眠気が出たら薬のやめ時とも考えられます。

東さんは5カ月後には、薬を全てやめることができました。その後も糖質を控えめにし、タンパク質多めの食生活を送ることに加え、プロテインの摂取を継続しながら元気に仕事に邁進しています。

症例 2

「タンパク質不足＋プレッシャーうつ」の東さんのカルテ

栄養改善の内容

- 肉や卵は毎食食べる。
- 糖質（ごはん、パン、麺類）をこれまでの半分にする
- プロテイン１日40g　朝夕に各20g

処方薬

- ジェイゾロフト50mg（抗うつ薬）
  ➡ 初診から５カ月後に減薬 ➡ 中止
- ドグマチール100mg（食欲増進効果のある抗うつ薬）
  ➡ 初診から５カ月後に減薬 ➡ 中止
- メイラックス0.5mg（抗不安薬）
  ➡ 初診から１カ月後中止

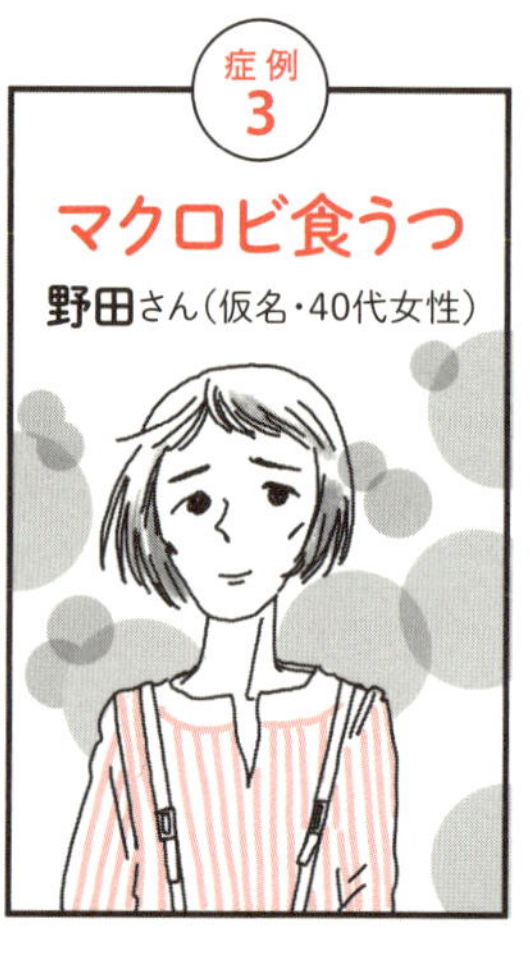
症例
3
マクロビ食うつ
野田さん（仮名・40代女性）

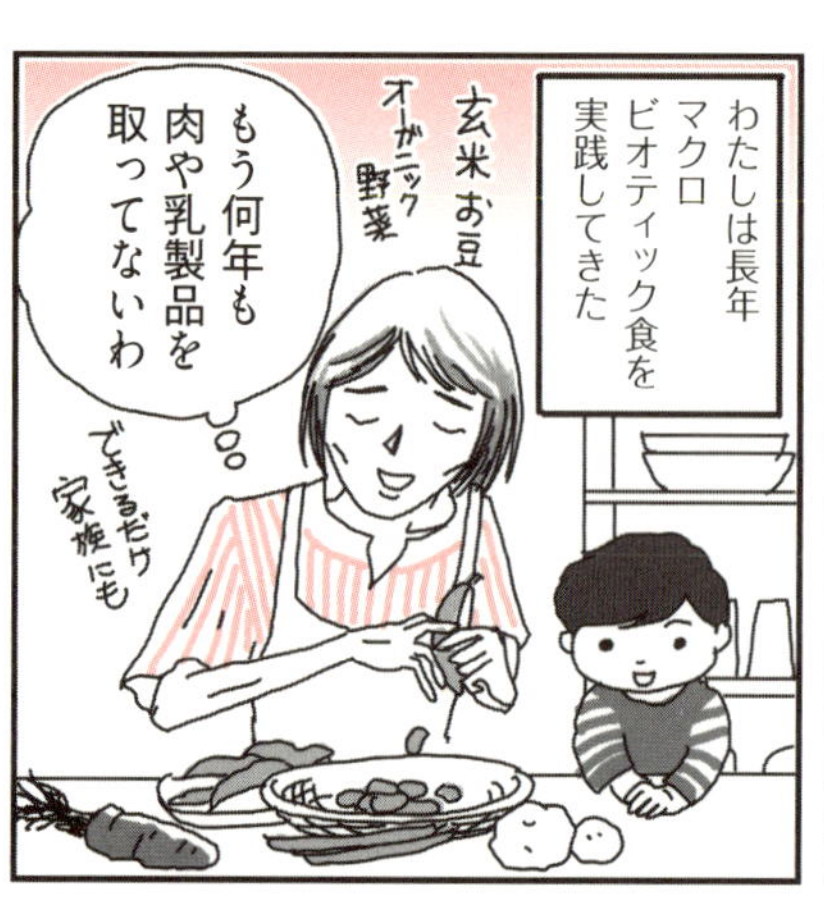
わたしは長年
マクロビオティック食を
実践してきた
玄米お豆
オーガニック野菜
もう何年も
肉や乳製品を
取ってないわ
できるだけ
家族にも

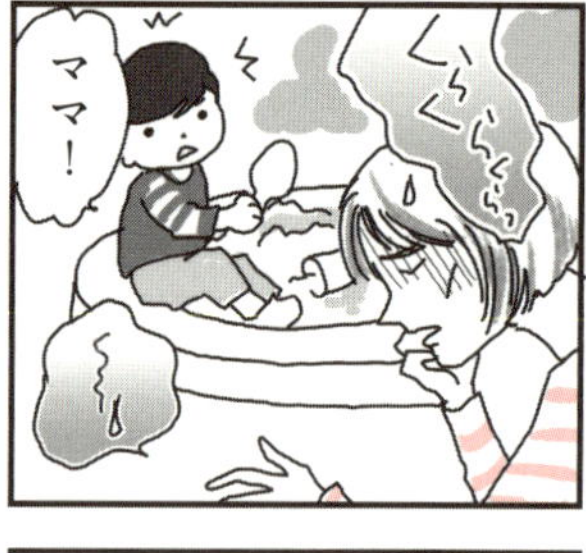
くらくらくらっ
ママ！

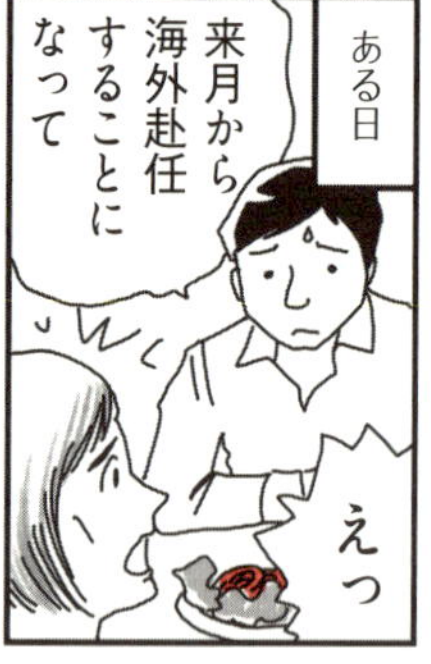
ある日
来月から
海外赴任
することに
なって
えっ

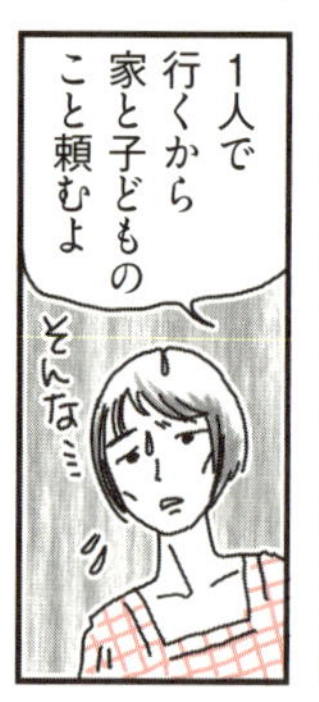
1人で
行くから
家と子どもの
こと頼むよ
そんな…

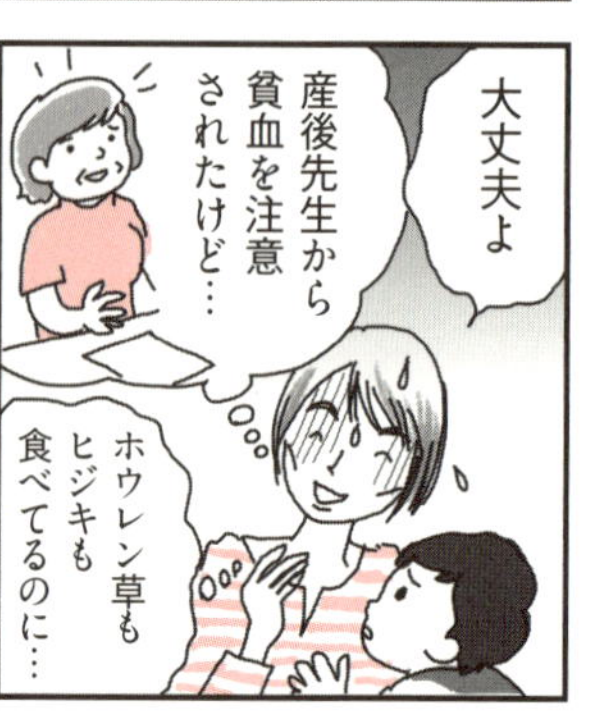
大丈夫よ
産後先生から
貧血を注意
されたけど…
ホウレン草も
ヒジキも
食べてるのに…

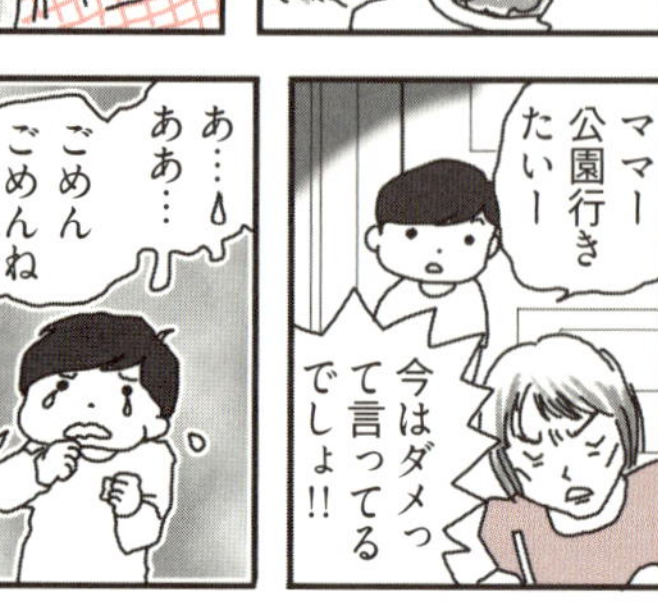
ママー
公園行き
たいー
今はダメって言ってるでしょ!!
あ…
ああ…
ごめん
ごめんね

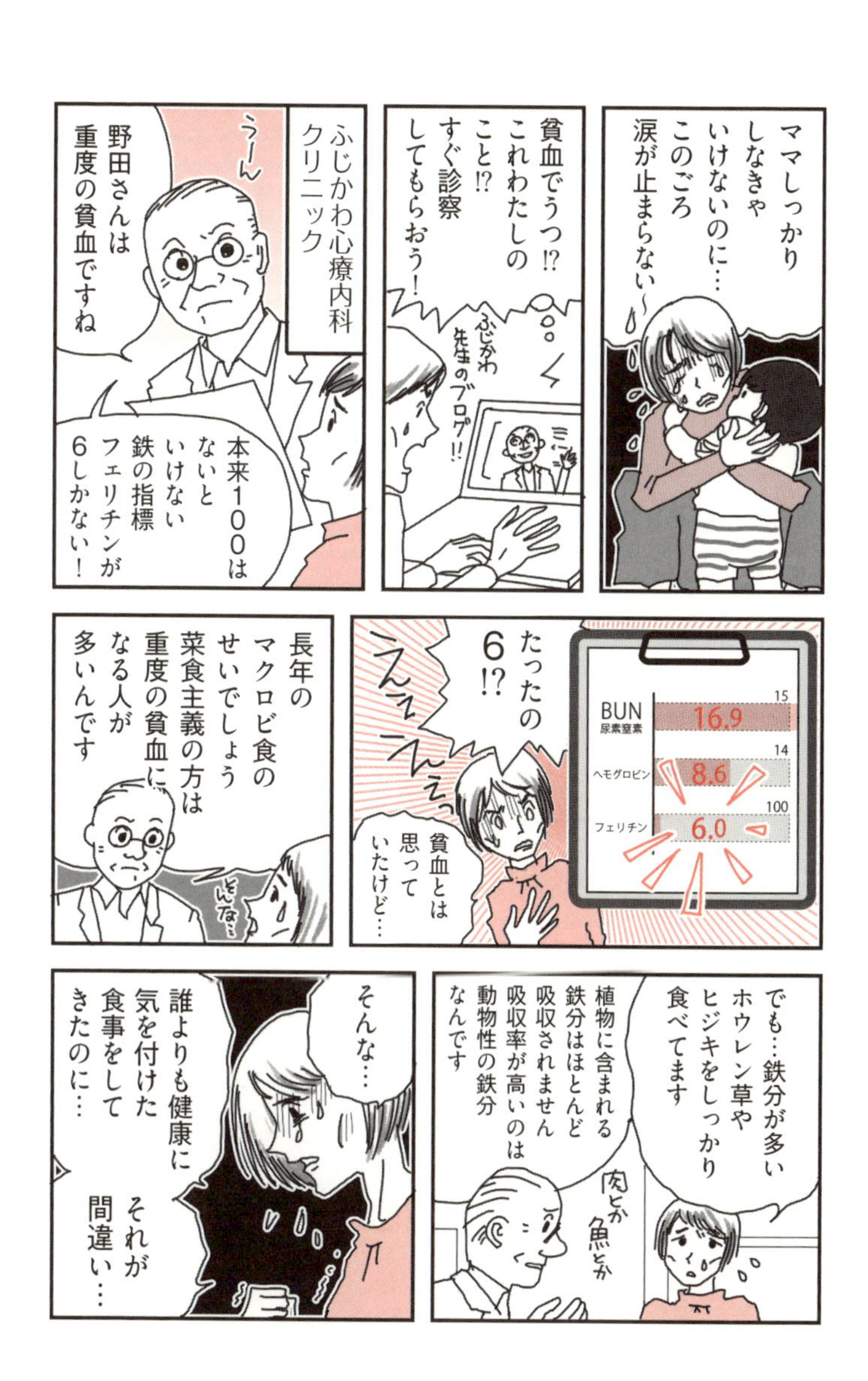
ママしっかりしなきゃいけないのに…このごろ涙が止まらない〜
貧血でうつ⁉これわたしのこと⁉すぐ診察してもらおう！
ふじかわ先生のブログ‼
ふじかわ心療内科クリニック
う〜ん
野田さんは重度の貧血ですね
本来100はないといけない鉄の指標フェリチンが6しかない！
たったの6⁉
うんえ〜ん
貧血とは思っていたけど…
BUN
尿素窒素
15
16.9
ヘモグロビン
14
8.6
フェリチン
100
6.0
長年のマクロビ食のせいでしょう菜食主義の方は重度の貧血になる人が多いんです
そんな…
でも…鉄分が多いホウレン草やヒジキをしっかり食べてます
植物に含まれる鉄分はほとんど吸収されません吸収率が高いのは動物性の鉄分なんです
肉とか魚とか
そんな…
誰よりも健康に気を付けた食事をしてきたのに…
それが間違い…

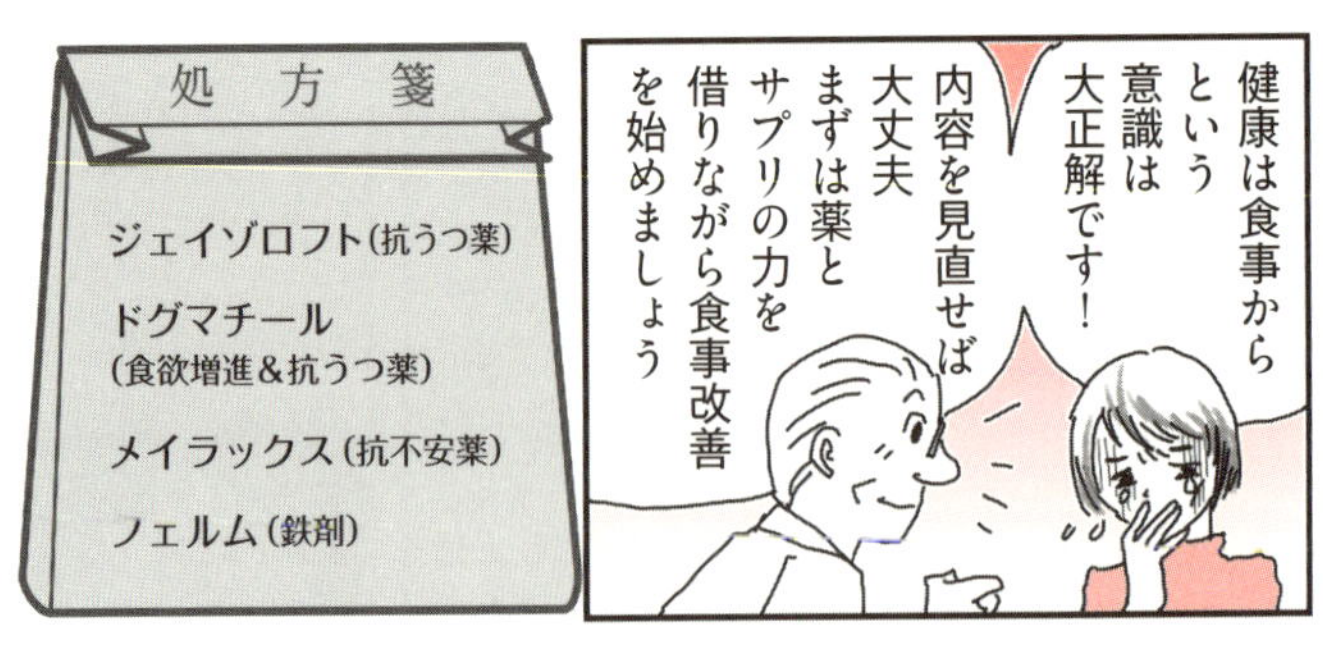
健康は食事からという意識は大正解です！
内容を見直せば大丈夫まずは薬とサプリの力を借りながら食事改善を始めましょう
処方箋
ジェイゾロフト（抗うつ薬）
ドグマチール（食欲増進＆抗うつ薬）
メイラックス（抗不安薬）
フェルム（鉄剤）

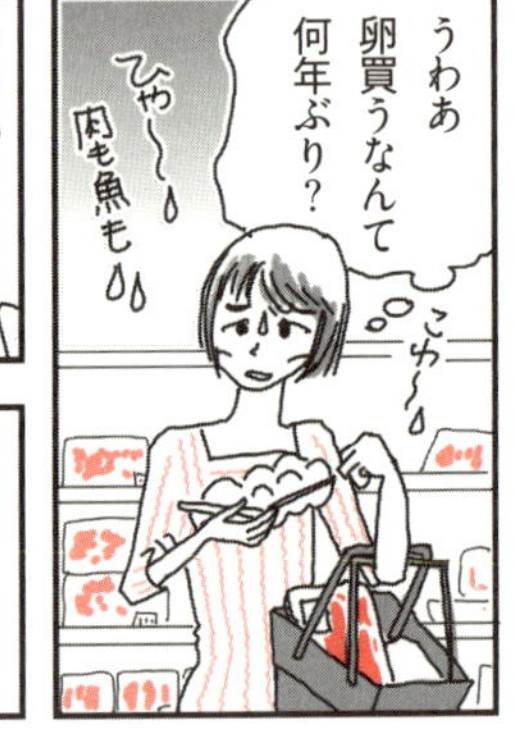
うわあ卵買うなんて何年ぶり？
ひゃ〜
肉も魚も
こわ〜

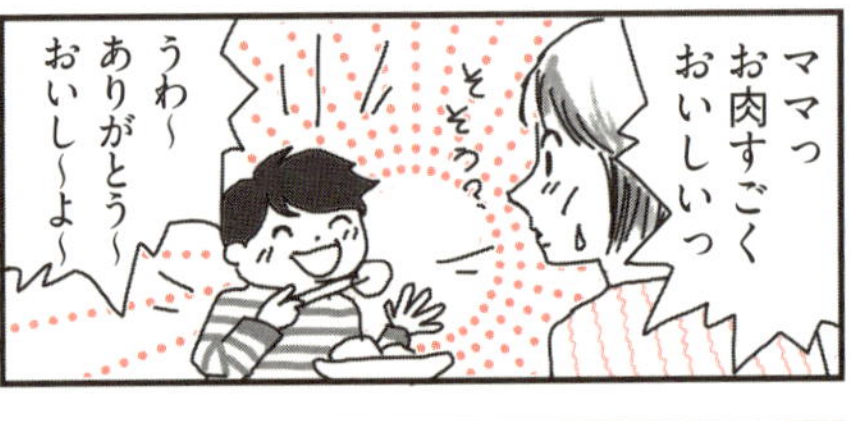
ママっお肉すごくおいしいっ
そ　そう？
うわ〜ありがとう〜おいし〜よ〜

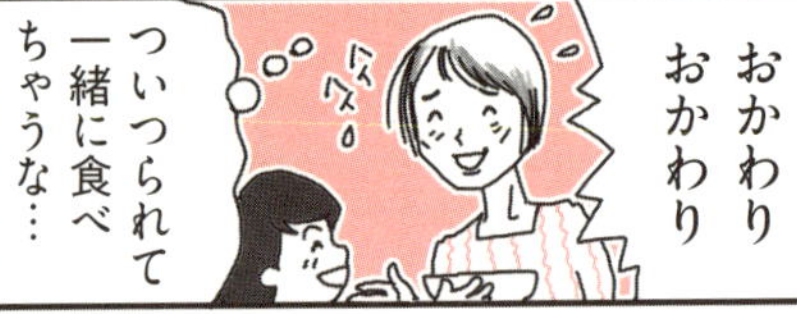
おかわりおかわり
ついつられて一緒に食べちゃうな…

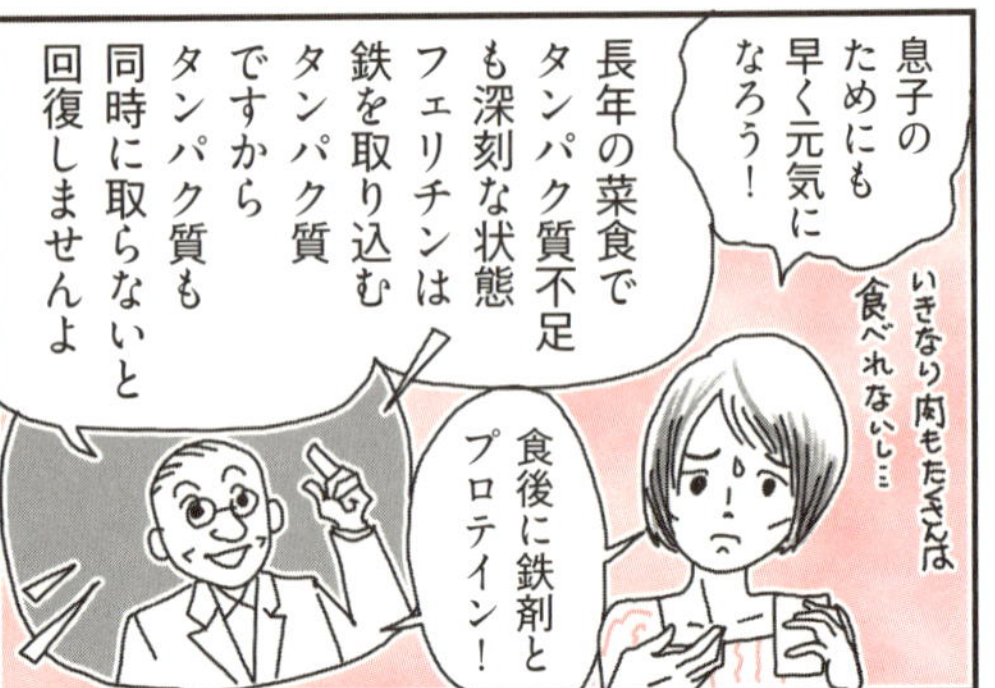
息子のためにも早く元気になろう！
いきなり肉もたくさんは食べれないし…
長年の菜食でタンパク質不足も深刻な状態フェリチンは鉄を取り込むタンパク質ですからタンパク質も同時に取らないと回復しませんよ
食後に鉄剤とプロテイン！

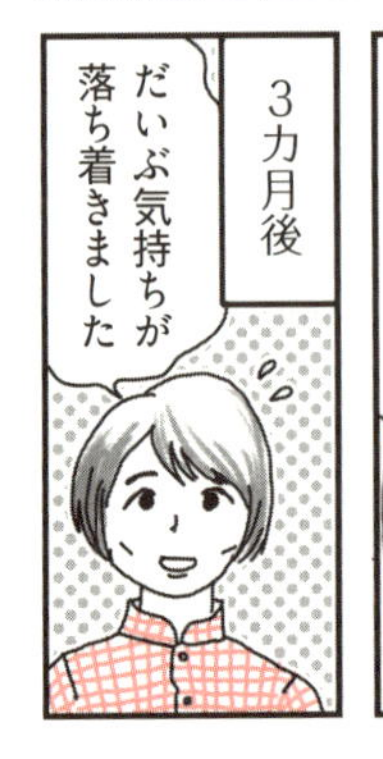
3カ月後
だいぶ気持ちが落ち着きました

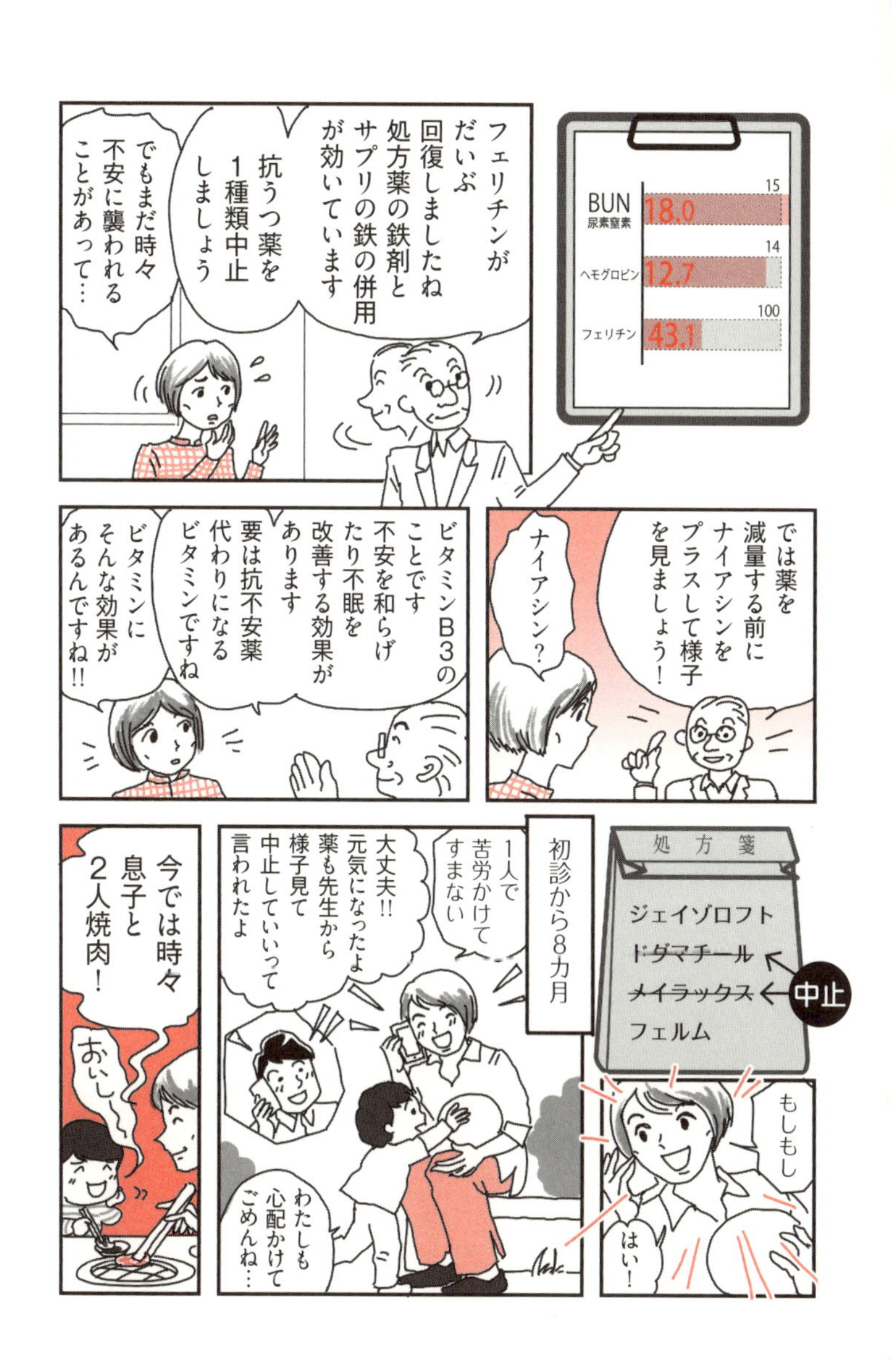
BUN
尿素窒素
18.0
15
ヘモグロビン
12.7
14
フェリチン
43.1
100
フェリチンがだいぶ回復しましたね 処方薬の鉄剤とサプリの鉄の併用が効いています
抗うつ薬を1種類中止しましょう
でもまだ時々不安に襲われることがあって…
では薬を減量する前にナイアシンをプラスして様子を見ましょう！
ナイアシン？
ビタミンB3のことです 不安を和らげたり不眠を改善する効果があります
要は抗不安薬代わりになるビタミンですね
ビタミンにそんな効果があるんですね!!
処方箋
ジェイゾロフト
ドグマチール
メイラックス
フェルム
中止
もしもし
はい！
初診から8カ月
1人で苦労かけてすまない
大丈夫!! 元気になったよ 薬も先生から様子見て中止していいって言われたよ
わたしも心配かけてごめんね…
今では時々息子と2人焼肉！
おいし～

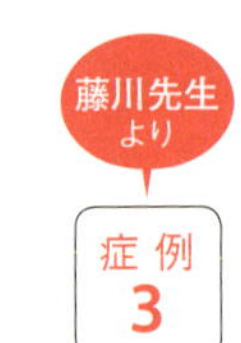

症例3

マクロビ食うつのあなたへ

動物性食品を避ける食生活でうつ病を発症……どんな状態？

野田さん（仮名、40代女性）は、健康に対する意識が高く、およそ5年にわたってマクロビオティック（マクロビ）食を続けていました。マクロビ食とは、玄米や野菜、海藻などを中心とする食事のことで、基本的に肉や卵などの動物性の食品は口にしません。野田さんに限らず、「肉は体に悪いので食べないようにしている」という女性はたくさんいますし、ダイエットのために肉を避ける人も多いようです。

野田さんは、一人息子を出産した後、病院で貧血を指摘されていました。そこで鉄分を摂取しなければと考え、ホウレン草やひじきをよく食べていたそうです。
心身に不調をきたしたのは、ご主人の海外単身赴任がきっかけでした。日本に息子と2人で残された不安が引き金となったのか、「涙が止まらなくなった」「イライラする」と訴えて当院を受診したのです。

初診時の野田さんは、特に痩せ過ぎているわけではありませんでしたが、顔色が悪く皮膚がくすんで見えました。これは鉄不足の女性によく見られる傾向です。

血液検査をすると、BUNは16・9㎎／dlとタンパク質不足気味ながらもまずまずの水準でしたが、やはりヘモグロビンは8・6g／dl、フェリチンは6ng／mlと非常に低い値であり、重度の貧血であることが分かりました。ホウレン草やヒジキなど、野菜や海藻に含まれる鉄分は吸収されにくいため、たくさん食べても貧血の解消にはつながらないのです。

菜食主義が重度の貧血を招く結果に。どう治療する？

野田さんには、肉や卵を食べることが必要であることを説明して食生活を変えるよう指導しました。植物性の食べ物では効率よくタンパク質を取ることができませんし、吸収されやすい鉄分を多く含む身近な食べ物は赤身の肉なのです。

もともと健康への意識が高い人は、納得できれば真面目に取り組む傾向があります。野田さんも、マクロビ食をやめ、積極的に肉や卵を食卓に取り入れることに決めました。このほか、食事ではお米や小麦などの糖質はこれまでの半分にすること、砂糖を取らないようにすることが主な方針です。

これらに加えて、早期に貧血を改善するため、処方薬の鉄剤と鉄のサプリメントを併用することにしました。また、鉄をためておく役割を持つフェリチンはタンパク質ですから、タンパク質も多く取ることが欠かせません。このためプロテインを1日2回、20グラムずつ摂取することにしました。

このほか、症状を和らげるために抗うつ薬と抗不安薬を全3種類処方しました。

野田さんの治療の経過は……

食生活の改善に真面目に取り組んだ結果、野田さんはわたしの予測を超えるスピードで回復に向かいました。3カ月後にはフェリチンが43・1ng／mlまで回復し、「気持ちがだいぶ落ち着いてきた」と明るい表情を見せるようになったのです。一般に、フェリチン値が30～50を超えると体調の良さを実感するという方が多いのですが、野田さんも「今まで経験したことがないほど、元気です」と言います。顔色が良くなり、唇に赤みが差して、肌のつやも出てきました。

そこで抗うつ薬1種類を残して2種類の薬をやめ、サプリメントでナイアシン（ビタミンB3）を摂取することにしました。ナイアシンには不安を和らげたり不眠を改善したりする効果があり、心の病気によく効くことが多いのです。

最終的には、初診からおよそ9カ月で完治し、薬を全てやめることができました。

なお、肉については「動物性のタンパク質や脂質を摂取すると太りそうで怖い」といって避けようとする女性が少なくありませんが、それは栄養についての知識不足です。糖質を控え、肉をたくさん食べてタンパク質や動物性脂質をしっかり取ることが太り過ぎや痩せ過ぎを防ぎ、望ましい体重に近づけることを覚えておきましょう。

症例 3

「マクロビ食うつ」の野田さんのカルテ

栄養改善の内容

- 玄米菜食から、肉食にスイッチ。毎食肉・卵を食べる
- 糖質はこれまでの半分に減らす
- プロテイン　1日40g　朝夕に各20g
- 鉄剤フェルム　1日1錠　夕
- キレート鉄36mg　1日2錠　夕
- ビタミンB50mg　1日2錠　朝夕に各1錠
- ビタミンC1000mg　1日3錠　朝昼夕に各1錠
- ビタミンE400IU　1日1～2錠　朝
- ナイアシン100mg　1日3錠　朝昼夕に各1錠
  初診から半年後にスタート

処方薬

- ジェイゾロフト25mg（抗うつ薬）
  ➡ 初診から9カ月後に減薬、徐々に中止
- ドグマチール50mg（食欲増進効果のある抗うつ薬）
  ➡ 初診から3カ月後に中止
- メイラックス0.25mg（抗不安薬）
  ➡ 初診から1カ月後に中止

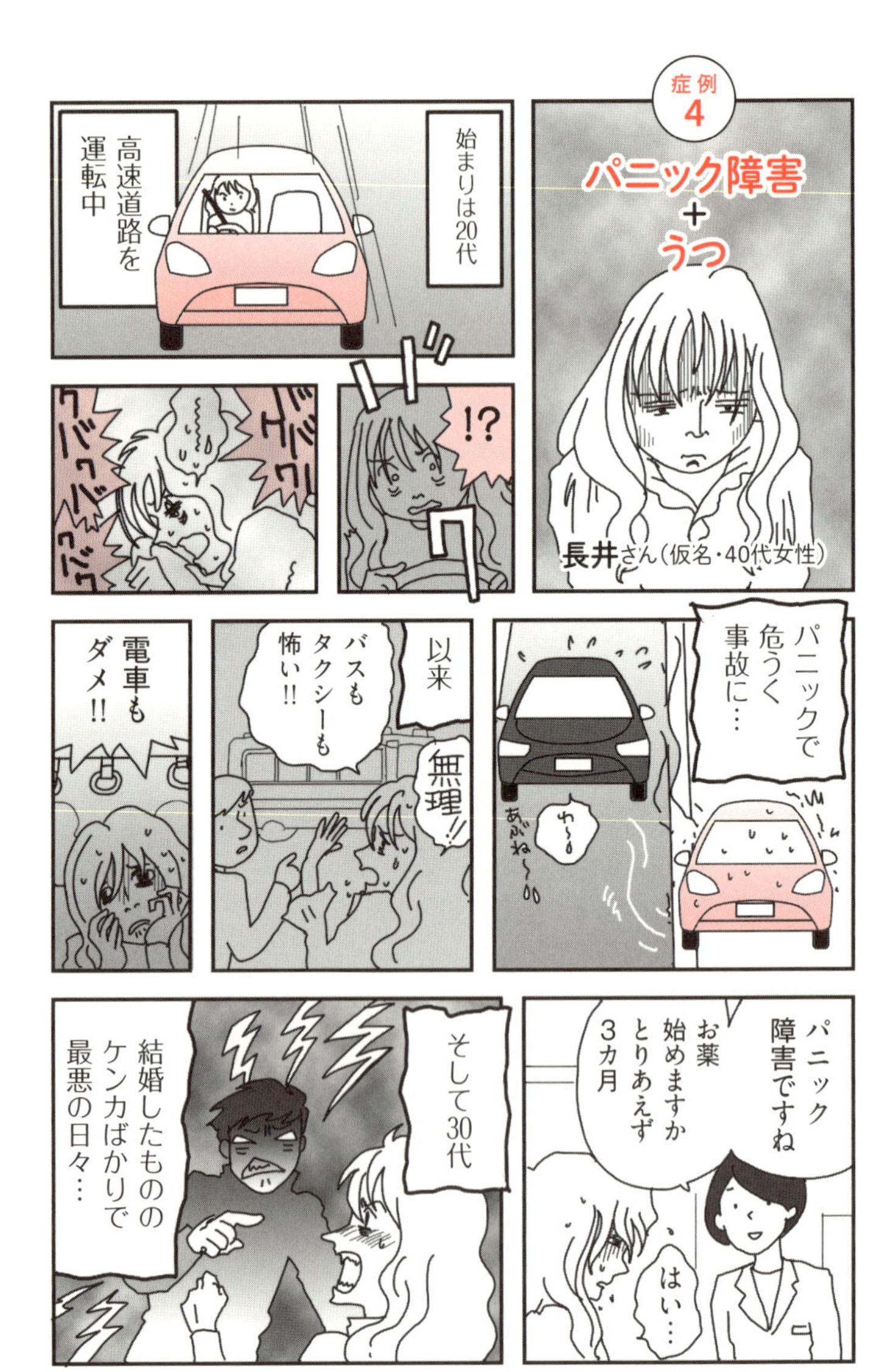

症例4
パニック障害＋うつ
長井さん（仮名・40代女性）
始まりは20代
高速道路を運転中
!?
ドドドワワ
ワバワバワバワバ
パニックで危うく事故に…
わ〜っ
あぶね〜っ
以来
バスもタクシーも怖い!!
無理!!
電車もダメ!!
そして30代
結婚したもののケンカばかりで最悪の日々…
パニック障害ですね
お薬始めますかとりあえず3カ月
はい…

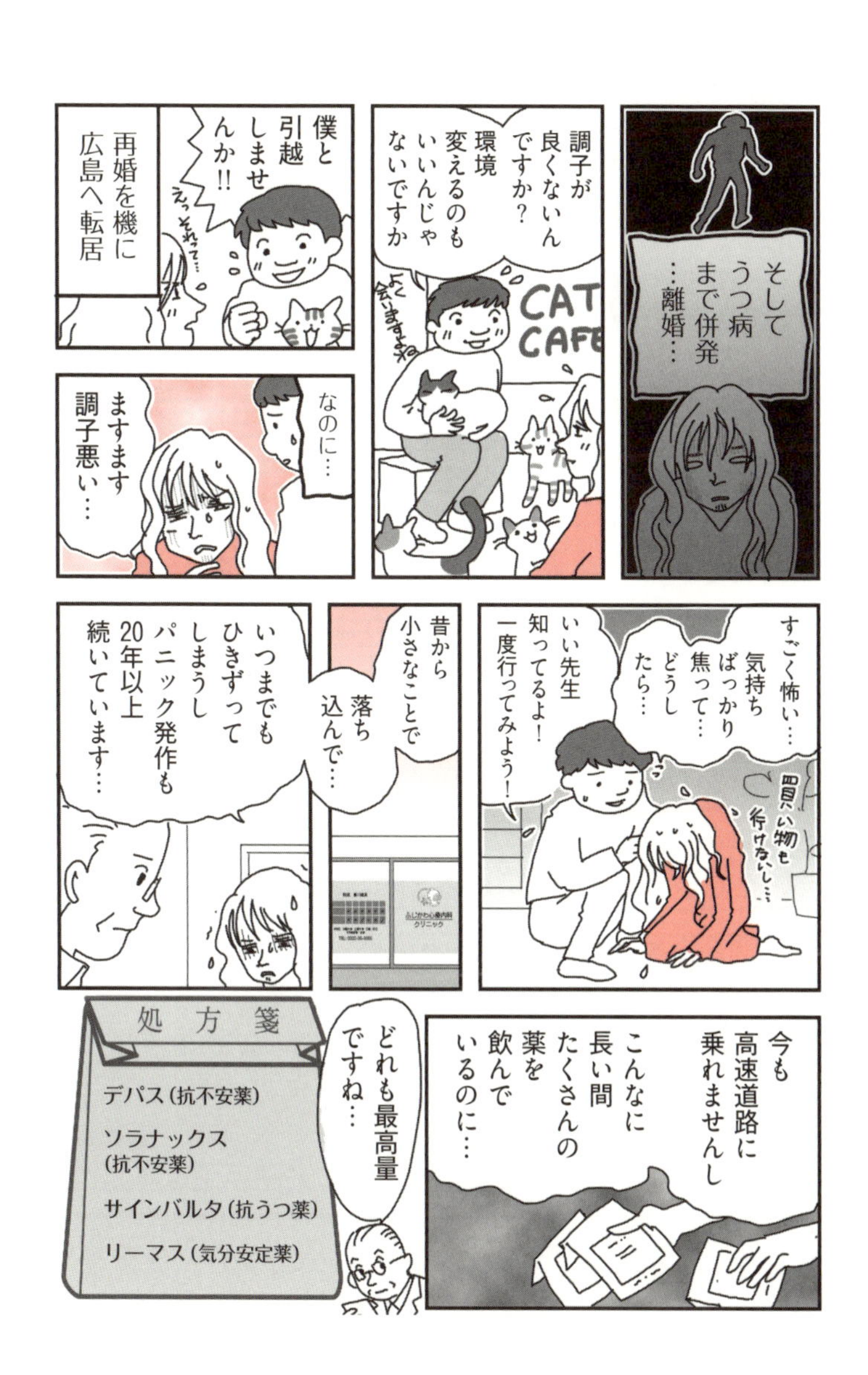
そして
うつ病
まで併発
…離婚…
調子が
良くないん
ですか？
環境
変えるのも
いいんじゃ
ないですか
よく会いますよね
CAT CAFE
僕と
引越
しませ
んか!!
えっそれって…
再婚を機に
広島へ転居
なのに…
ますます
調子悪い…
すごく怖い…
気持ち
ばっかり
焦って…
どうし
たら…
買い物も
行けないし…
いい先生
知ってるよ！
一度行ってみよう！
昔から
小さなことで
落ち
込んで…
いつまでも
ひきずって
しまうし
パニック発作も
20年以上
続いています…
今も
高速道路に
乗れませんし
こんなに
長い間
たくさんの
薬を
飲んで
いるのに…
どれも最高量
ですね…
処方箋
デパス（抗不安薬）
ソラナックス
（抗不安薬）
サインバルタ（抗うつ薬）
リーマス（気分安定薬）

薬は
症状を抑えたり
軽減するための
ものであって
改善はできますが
「完治」させるのは
難しいんです
長井さんの
うつを治す方法は
この血液検査ではっきり
していますからね！
BUN
尿素窒素
15
17.6
100
フェリチン
29.0
じゃあ
わたしは一生
このまま
薬づけで…
いえいえ！
そんなことは
ありません
え…？
長井さんの体は
鉄分が不足して
いる状態です！
それがパニック障害と
うつ病の引き金になり
改善を阻んでいます
さらに糖質量が
多いので
健全な
エネルギー代謝
が働きにくい
栄養を速やかに
満たすため
食事に加えて
鉄剤とサプリも
使いましょう！
はい
はい
薬を急にやめると
悪化する場合も
ありますから
ゆっくり
減らしていきま
しょうね
！
薬を
減らすって
20年で初めて
言われました…
徐々に
減らしていけば
卒業もできます
栄養療法だから
できるんですよ

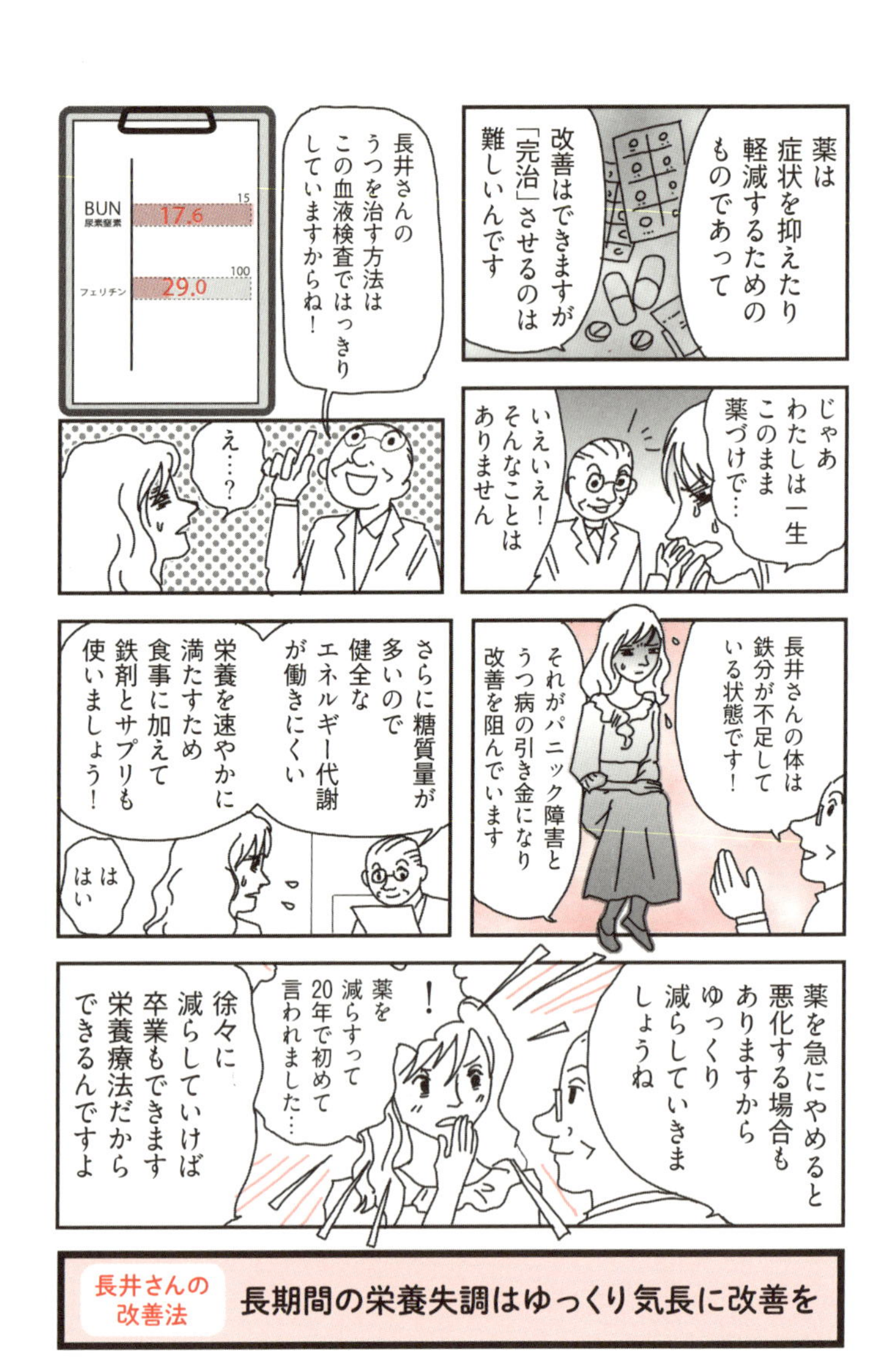

長井さんの改善法　長期間の栄養失調はゆっくり気長に改善を

長年の栄養失調を改善するには年単位で気長に！
いきなりは治らないか…
そりゃ20年つきあったし…

あれ？ごはんは？
今日からわたしの主食は肉!! その糖質ジュースもいらないから！
いやジュースじゃないけど…

初診から１年半後

落ち込むことがだいぶなくなりました

初診から２年後

中央道
20年以上も悩んでいたのに…今すごくラク
パニック発作も来なくなったしね!!

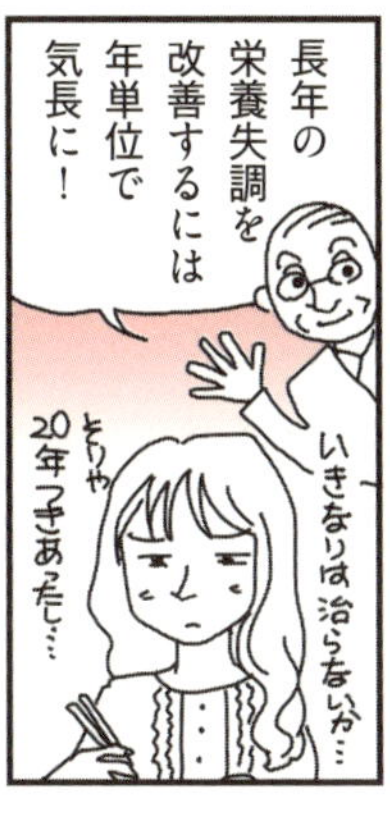

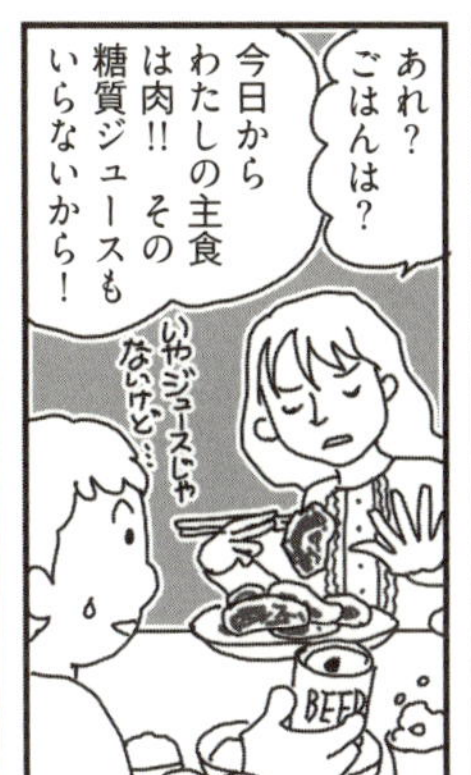

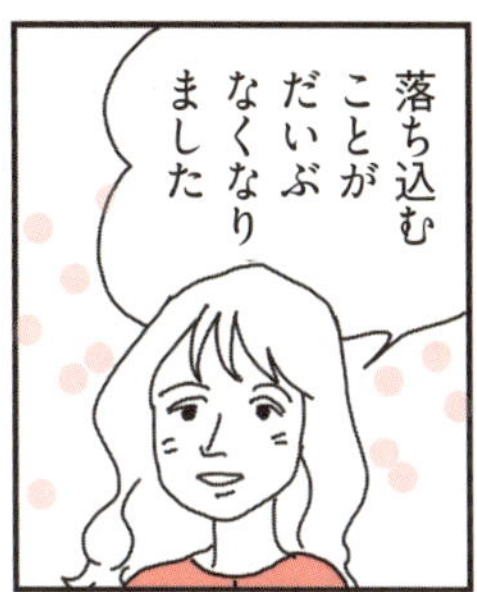

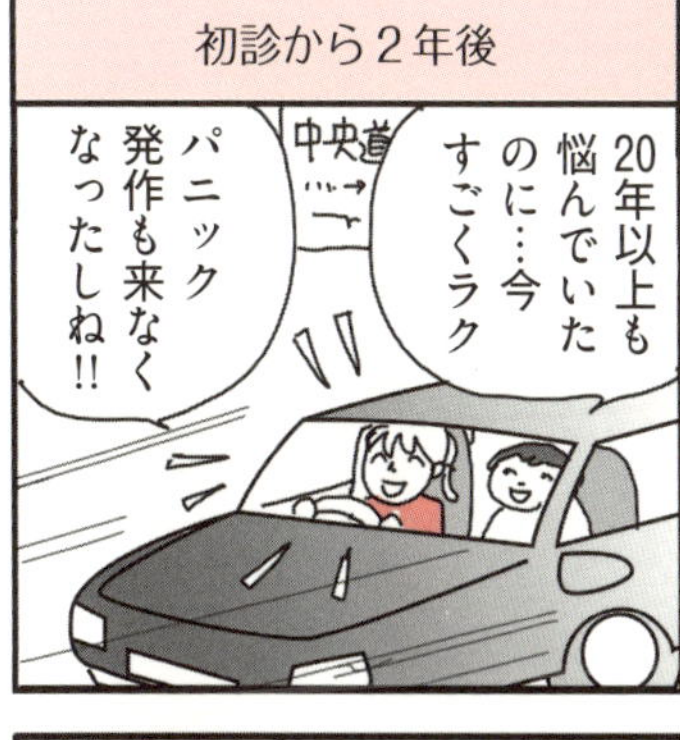

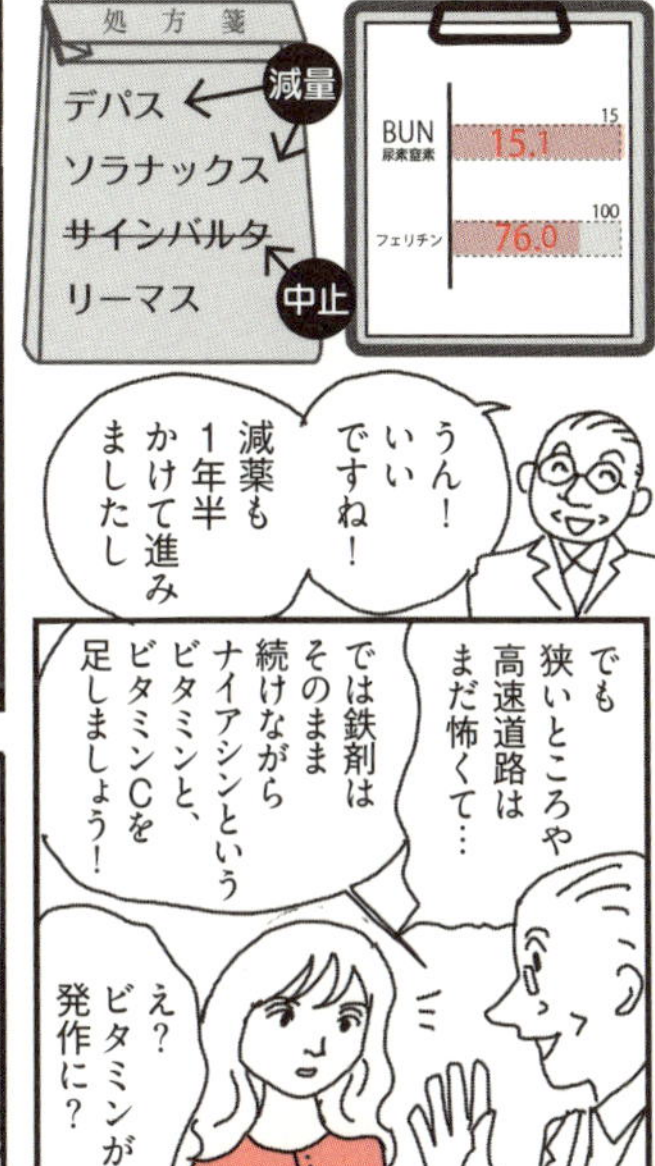

目標
これから2年後には薬も卒業するよ！

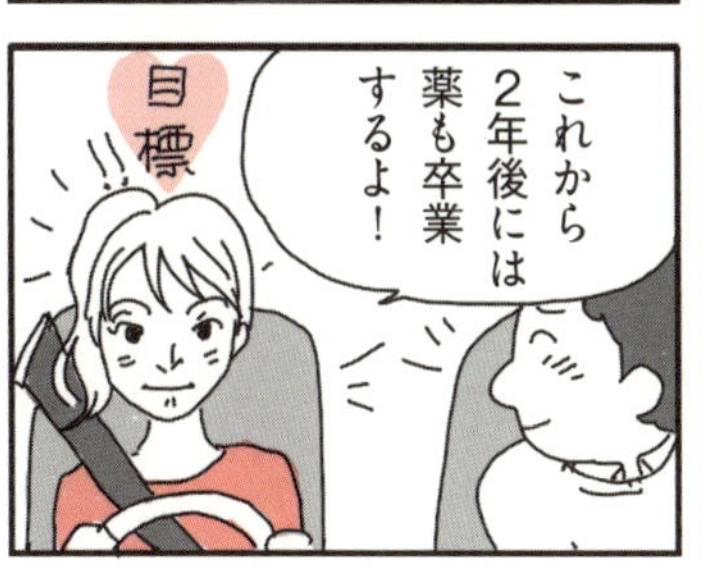

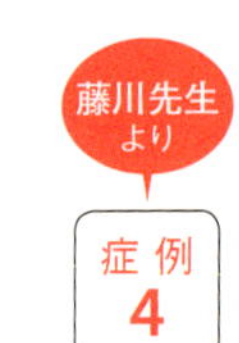

パニック障害＋うつのあなたへ

20年以上も悩み続けたパニック障害……どんな状態？

長井さん（仮名、40代女性）は、20代のころから急な動悸や呼吸困難、突然起こる激しい不安などに悩まされてきました。典型的な「パニック障害」です。

パニック障害は、発症すると外出するのが怖くなり、家にこもりがちになるケースが多いのが特徴です。電車やバスなどに乗ることができず、買い物にも行けないといった状況が続くと、気持ちが落ち込んでうつ病を併発することもあります。長井さんはまさにこのケースで、病院に行って「パニック障害とうつ病」との診断を受け、処方された薬をずっと飲み続けていました。

長井さんが当院を訪れたのは、パニック障害の発症から20年以上がたってからのことです。

初診のときはずっとそわそわしており、強い不安を感じている様子がうかがえました。直前までかかっていた病院では抗不安薬、抗うつ薬、気分安定薬を計4種類、いずれも最高量を処方されていました。筋肉を弛緩させる作用がある薬も含まれていましたから、体をきびきびと動かすのは難しいだろうと考えられました。おそらく、家事などもまったくこなせていなかったのではないかと思います。

血液検査をすると、長井さんはＢＵＮが17・6㎎／dl、フェリチンが29ng／mlで、タンパク質も鉄分も不足していることが分かりました。

長期にわたる栄養失調。どう治療する？

抗不安薬や抗うつ薬は、パニック障害やうつ病といった心の病気の症状を抑えることはできますが、完治させることはできません。しっかり病気を治すためには、質的栄養失調の改善が必要です。

長井さんにどのような食生活を送っているのかを尋ねると、やはりパンや麺類、ごはんなどの糖質が中心で、肉や卵はあまり取れていないことが分かりました。そこで食事に占める糖質の割合を減らし、肉や卵など動物性タンパク質が取れる食材をメニューの中心にするようにアドバイスしました。

しかし長井さんは、「糖質を減らすのは自信がない」と言います。そこで、最初はタンパク質の摂取を増やすことに集中するようにしました。人間が食べられる量には限りがありますから、タンパク質を増やせば糖質の摂取を抑えることが期待できます。またタンパク質をしっかり取ってエネルギー代謝が改善すれば、おのずと糖質を取りたいという欲求も収まってくるからです。

薬については、前の病院で処方されていたものを継続することにしました。これは、急に薬を変えたり減らしたりすると、症状を悪化させてしまうことが多いからです。特に長期にわたって服用を続けた薬は、やめるときには少しずつ減らしていく必要があります。長井さんの場合、20年以上も薬を飲み続けていたので、薬をすぐに減らすのはリスクがあると判断しました。

まずは質的栄養失調を改善し、症状が改善してきたら徐々に薬を減らそうというのが治療方針です。

長井さんの治療の経過は……

長井さんは、時間をかけて少しずつ食生活を改善し、糖質を控えて肉や卵をしっかり食べる習慣をつくっていきました。

するど初診から1年半がたったころ、症状が落ち着きを見せ始めたのです。BUNは15・1mg／dlにとどまっていましたが、フェリチンは76ng／mlまで回復していました。長井さんは「落ち込むことが少なくなった」と言い、表情にも明るさが見えました。そこで薬を1種類やめ、2種類は減薬することにし、代わりにナイアシンを摂取することにしました。

ナイアシンは長井さんにはよく効き、ほどなくして「よく眠れるようになった」と笑顔を見せるまでになりました。また、薬をやめたり減らしたりしたことで表情が豊かになり、きびきびした動きも戻ってきたのです。

初診から2年たった時点では、薬の服用は継続していますが、20年以上も悩み続けた症状はほとんど消失しています。家事もこなせるようになり、診察時に長井さんと話しているとどこが不調なのか分からないほどです。これからも薬を少しずつ減らし、いずれは卒業することを目指しています。

症例
4

「パニック障害＋うつ」の長井さんのカルテ

栄養改善の内容

◎初診時から

- 肉・卵を毎食食べる
- 糖質（ごはん、パン、麺類）はこれまでの半分にする
- フェルム（鉄の処方薬）　1錠×夕

◎1年半後から

- ナイアシン100mg　1日3錠　朝昼夕に各1錠
  徐々に増量して2年後から朝と昼に500mg、夜に1000mg
- ビタミンB50mg　1日2錠　朝夕に各1錠
- ビタミンC1000mg　1日3錠　朝昼夕に各1錠

処方薬

◎初診時に前医から処方されていた薬

- デパス1mg×3錠
- ソラナックス0.8mg×3錠
- サインバルタ20mg×2錠
- リーマス100mg×2錠

⬇

◎徐々に減薬して1年半後は

- デパス0.5mg×2錠
- ソラナックス0.4mg×2錠
- サインバルタ 中止
- リーマス100mg×2錠

⬇

◎2年後

- デパス0.5mg×1錠
- ソラナックス0.4mg×1錠
- リーマス100mg×2錠

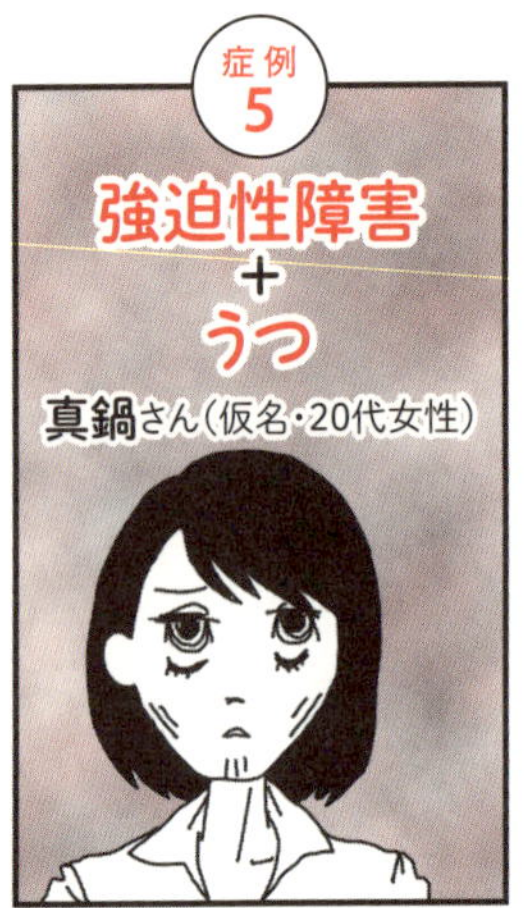
症例
5
強迫性障害
＋
うつ
真鍋さん（仮名・20代女性）

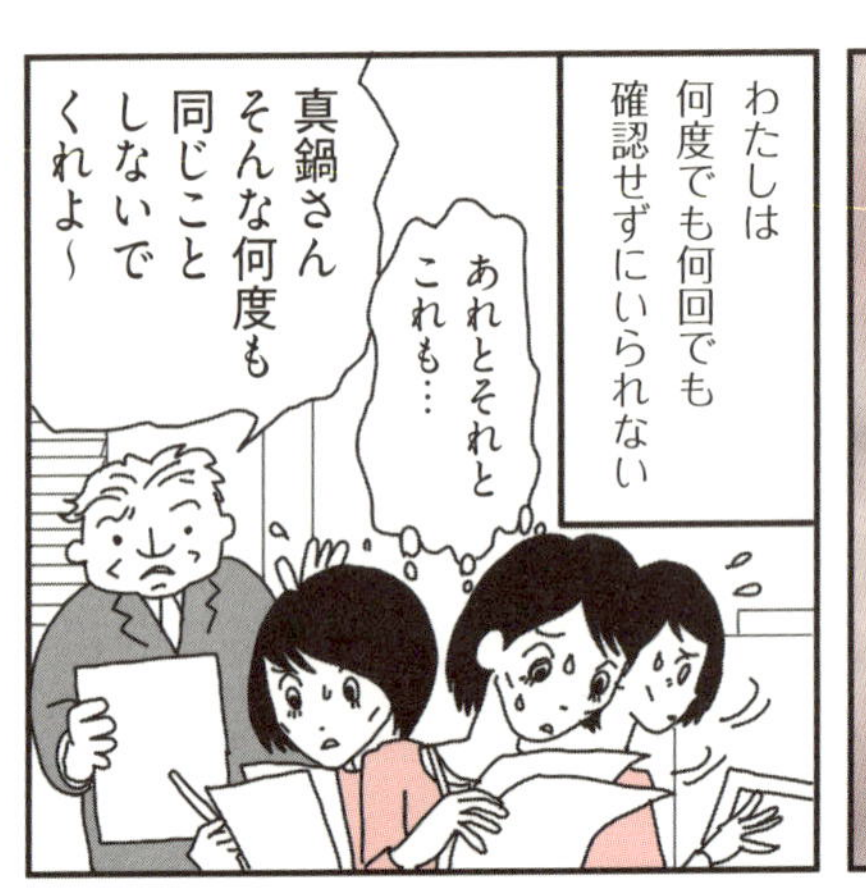
わたしは
何度でも何回でも
確認せずにいられない
あれとそれと
これも…
真鍋さん
そんな何度も
同じこと
しないで
くれよ～

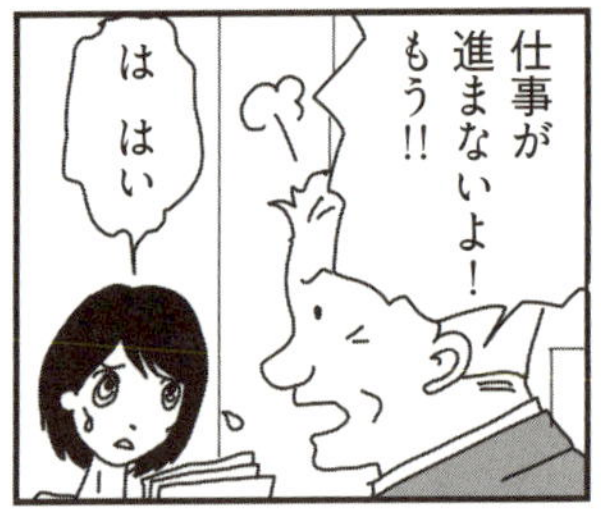
仕事が
進まないよ！
もう!!
は　はい

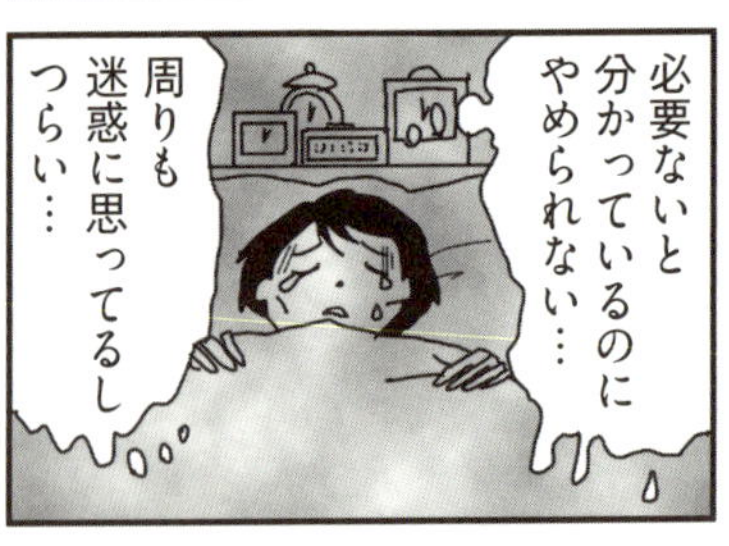
必要ないと
分かっているのに
やめられない…
周りも
迷惑に思ってるし
つらい…

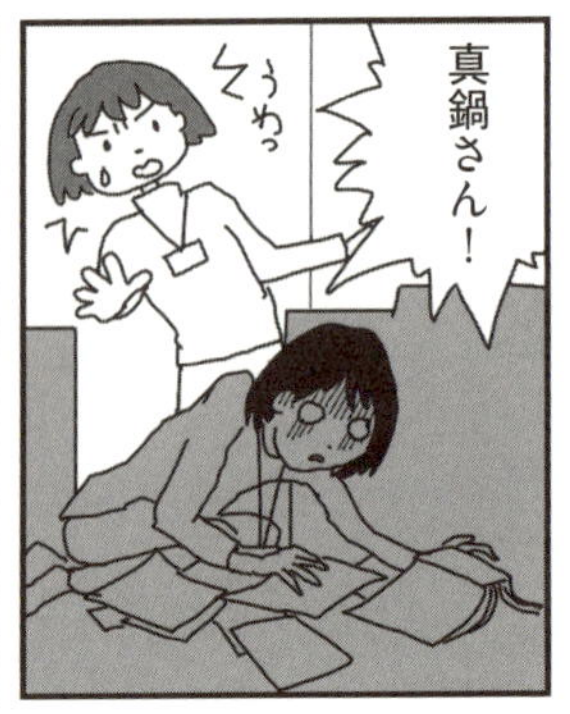
真鍋さん！
うわっ

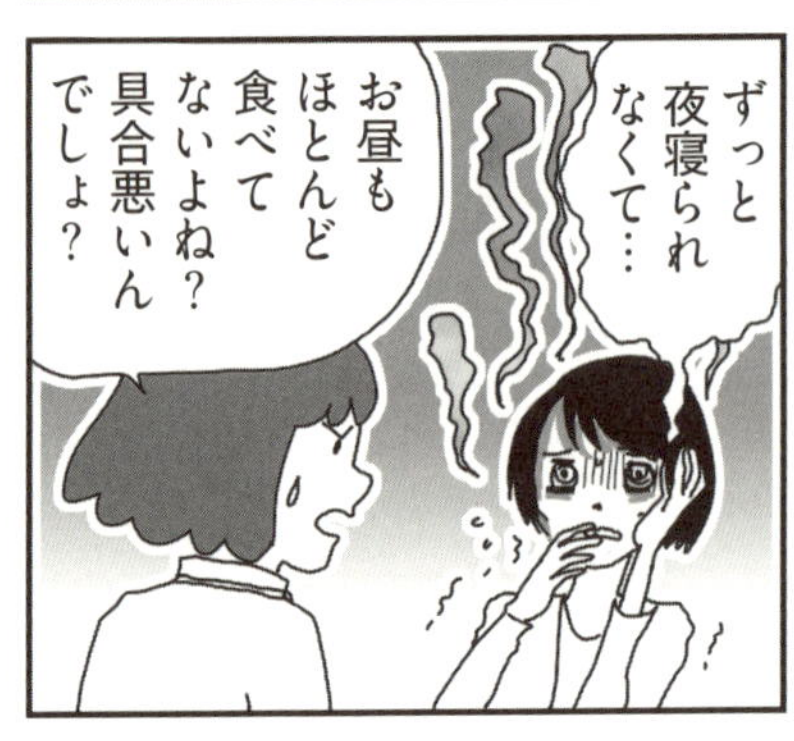
ずっと
夜寝られ
なくて…
お昼も
ほとんど
食べて
ないよね？
具合悪いん
でしょ？

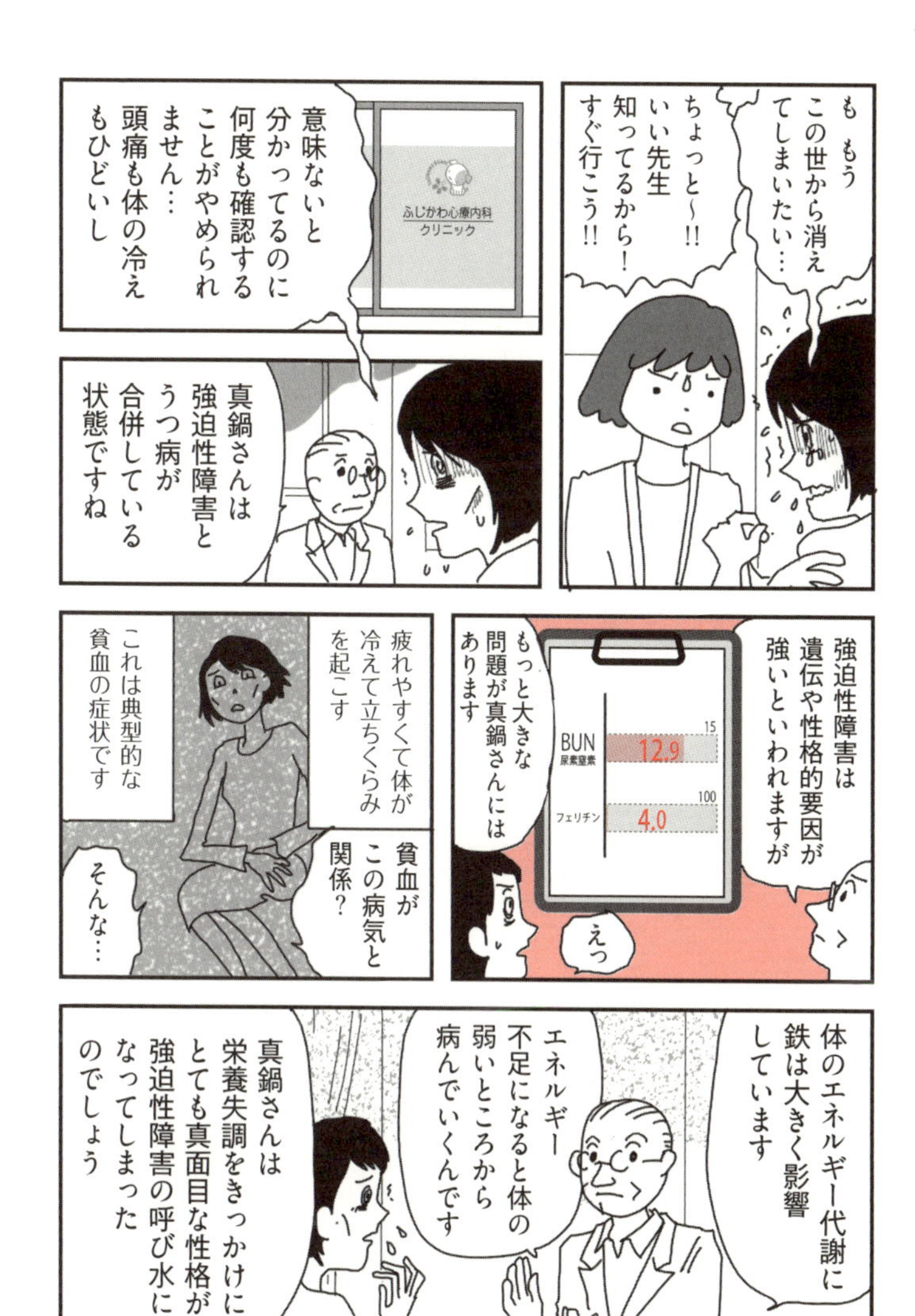
も もう
この世から消え
てしまいたい…
ちょっと〜!!
いい先生
知ってるから！
すぐ行こう!!
ふじかわ心療内科
クリニック
意味ないと
分かってるのに
何度も確認する
ことがやめられ
ません…
頭痛も体の冷え
もひどいし
真鍋さんは
強迫性障害と
うつ病が
合併している
状態ですね
強迫性障害は
遺伝や性格的要因が
強いといわれますが
もっと大きな
問題が真鍋さんには
あります
BUN
尿素窒素
15
12.9
フェリチン
100
4.0
えっ
貧血が
この病気と
関係？
疲れやすくて体が
冷えて立ちくらみ
を起こす
これは典型的な
貧血の症状です
そんな…
体のエネルギー代謝に
鉄は大きく影響
しています
エネルギー
不足になると体の
弱いところから
病んでいくんです
真鍋さんは
栄養失調をきっかけに
とても真面目な性格が
強迫性障害の呼び水に
なってしまった
のでしょう

母も強迫性障害で10年以上も薬を飲んでも治らないと言われてて…
性格を変えるのは難しいですが栄養失調は必ず治ります

かえってその性格が治りやすいかも…
?

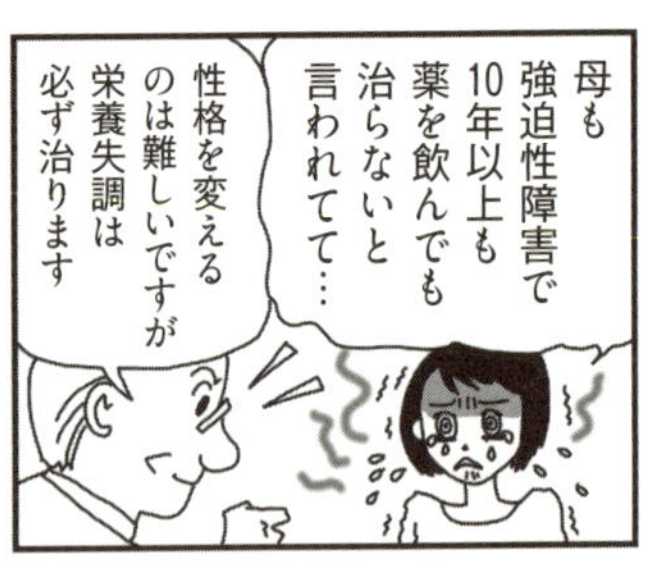

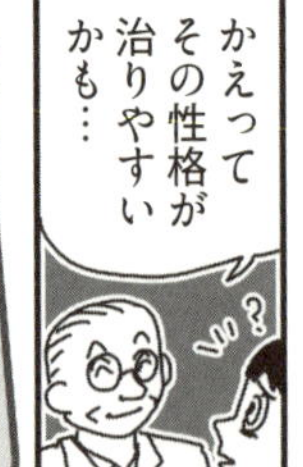

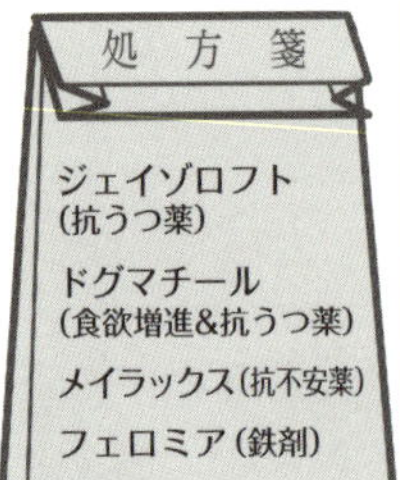

真鍋さんの改善法　**真面目な性格を逆手にとって厳格な食事改善**

鉄分とタンパク質はしっかり取って糖質は減らして！
卵は1日3個…
お肉は1日200g
きっちり！
きっちり！
200!!
おっと199になっちゃった

あっごはんはいりません！
お肉大盛でお願いします！

おイモは糖質だから避けて…
厳格な糖質制限を実行する日々
さすがだよ…
ものすごくちゃんとやってるね…

初診から半年後

うつっぽいのはだいぶなくなりました
BUN 尿素窒素 15 15.3
フェリチン 100 12.0
でも何度も確認するのは抑えられなくて…

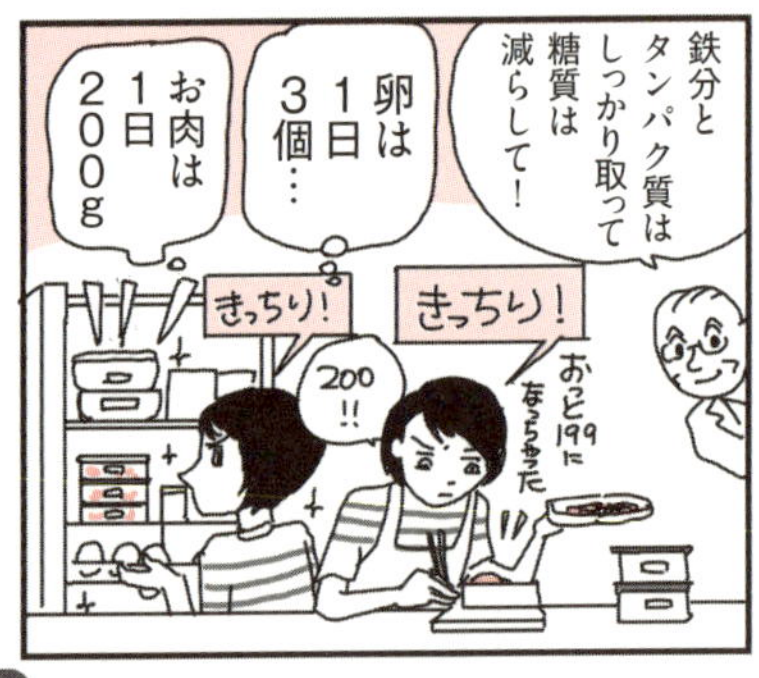

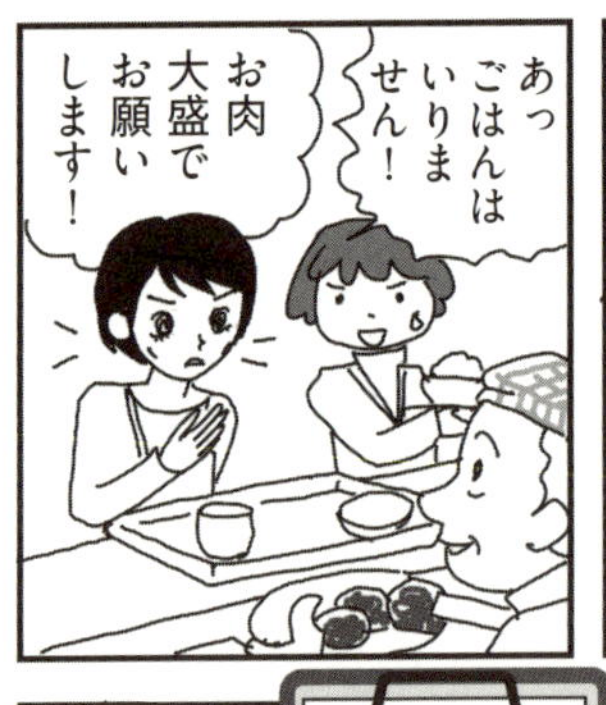

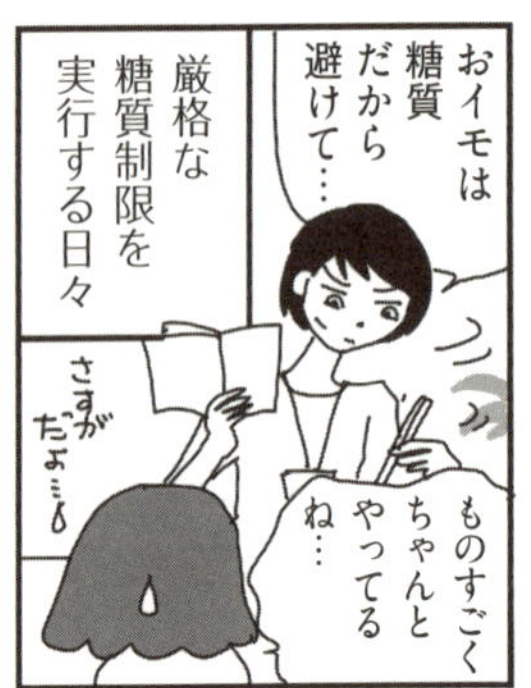

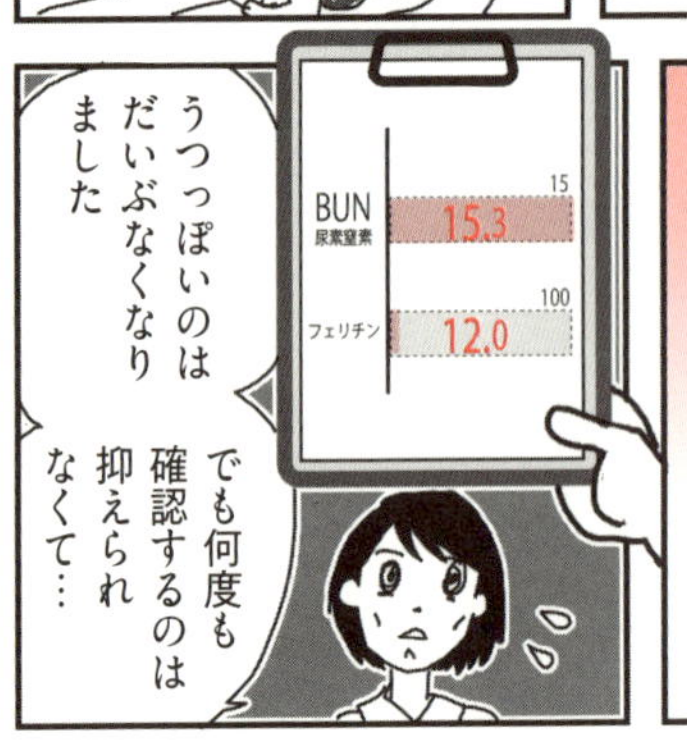

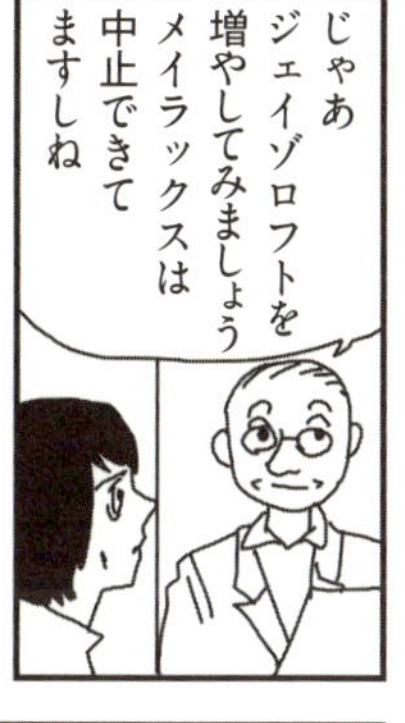
じゃあ
ジェイゾロフトを
増やしてみましょう
メイラックスは
中止できて
ますしね

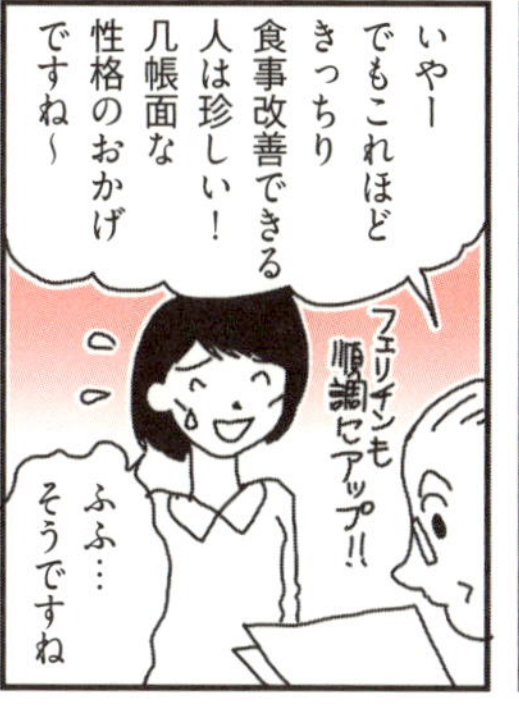
いやー
でもこれほど
きっちり
食事改善できる
人は珍しい！
几帳面な
性格のおかげ
ですね～
フェリチンも
順調にアップ!!
ふふ…
そうですね

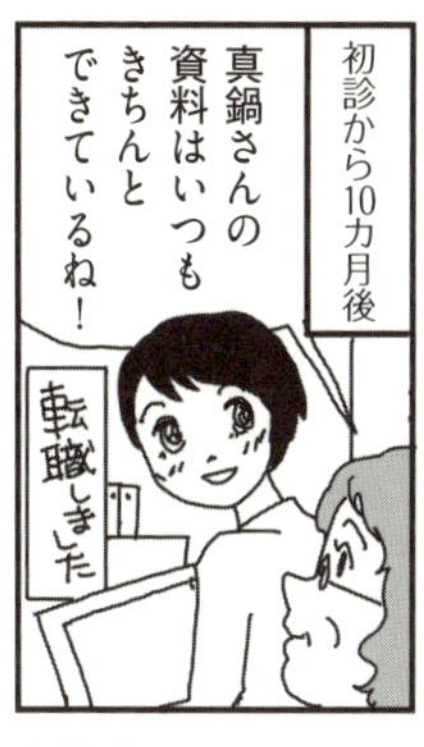
初診から10カ月後
真鍋さんの
資料はいつも
きちんと
できているね！
転職しました

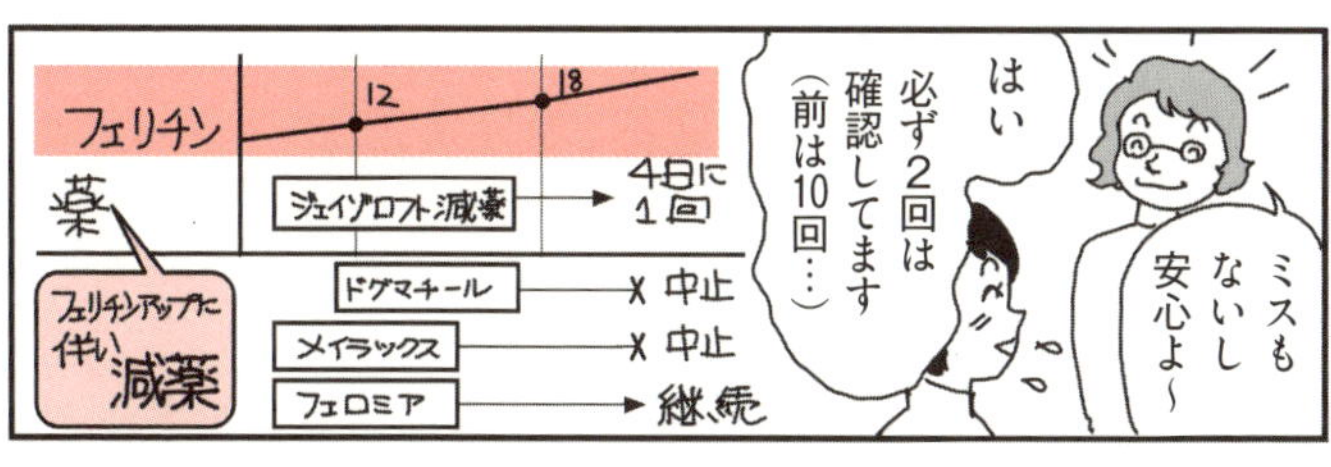
ミスも
ないし
安心よ～
はい
必ず2回は
確認してます
（前は10回…）
フェリチン
12
18
薬
ジェイゾロフト減薬
4日に
1回
ドグマチール
中止
メイラックス
中止
フェロミア
継続
フェリチンアップに
伴い
減薬

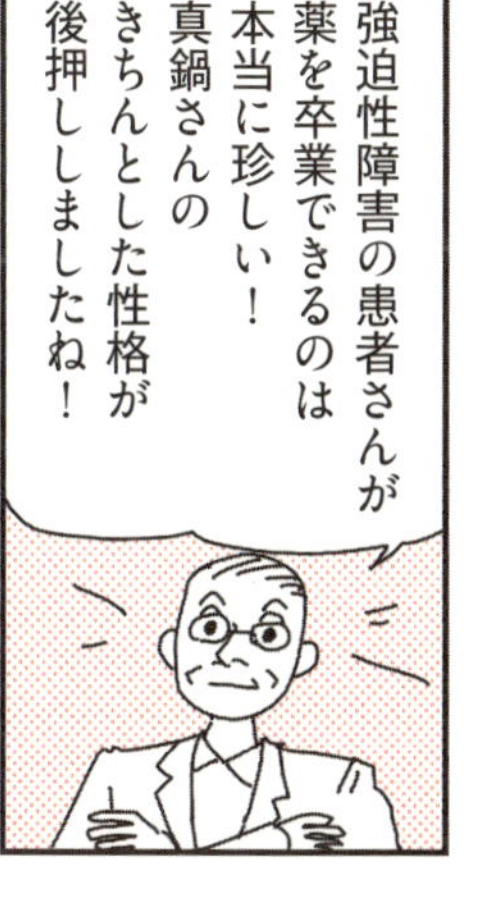
強迫性障害の患者さんが
薬を卒業できるのは
本当に珍しい！
真鍋さんの
きちんとした性格が
後押ししましたね！

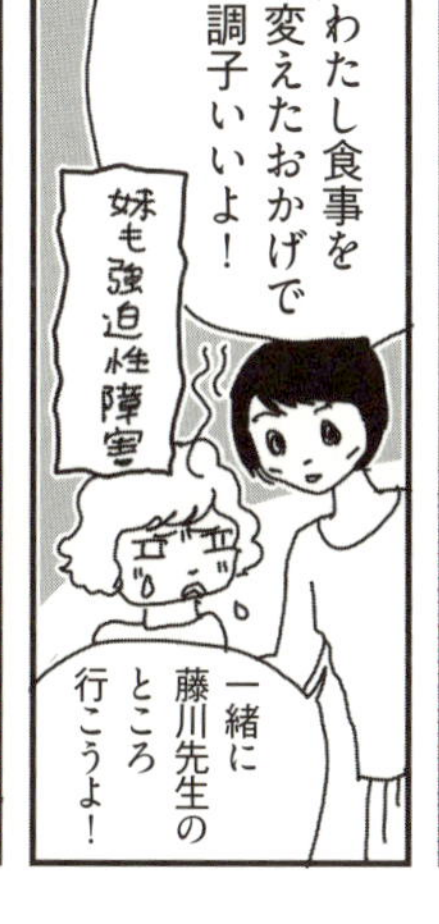
わたし食事を
変えたおかげで
調子いいよ！
妹も強迫性障害
一緒に
藤川先生の
ところ
行こうよ！

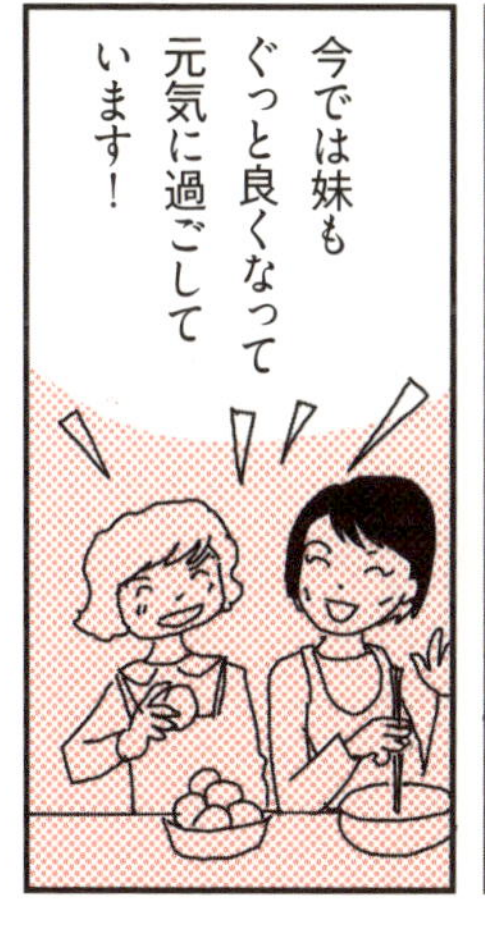
今では妹も
ぐっと良くなって
元気に過ごして
います！

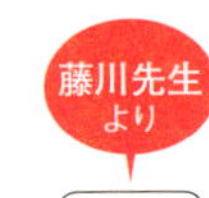

症例5

強迫性障害＋うつのあなたへ

何度も確認しないと気が済まず、仕事にも支障が……どんな状態？

真鍋さん（仮名、20代女性）は、もともと真面目な性格です。昔から、何事もきっちりしなければ気が済まないところがありました。

変調が現れ始めたのは、大学卒業を控え、卒業論文を書いていたときだったそうです。外出時に鍵をかけたかどうか、5回も10回も確認しなければ気が済みません。手洗いも、きれいに洗えているかどうかが気になって何度も繰り返してしまうようになりました。

就職してからは、仕事に差し障りが出るようになりました。書類などを何度も繰り返し確認するので、仕事がなかなか進まないのです。頭では「そこまで必要ない」と分かっていても、確認を繰り返すのをやめることができません。

ついには夜に眠れなくなり、食欲もなくなって、当院にやって来ました。

真鍋さんの症状は、典型的な強迫性障害です。

強迫性障害には性格的な要因があります。もともと戸締まりなど「何度か繰り返し確認しないと気が済まない」という人はいますし、行き過ぎでなければ「几帳面な性格だ」と考えることもできます。どこから病気と呼ぶかは難しいところですが、生活に支障が出る場合は治療が必要だと考えた方がいいでしょう。

強迫性障害では本人がくたびれきってしまい、うつ病を併発することが少なくありません。真鍋さんもこのパターンでした。

このほか、頭痛に悩んでおり、立ちくらみもありました。朝起きるのがつらく、体の冷えも気になるといいます。

検査で深刻な貧血が発覚！　どう治療する？

血液検査をしたところ、真鍋さんはBUNが12・9㎎／dl、フェリチンはなんと4ng／mlしかありませんでした。これは非常に深刻な鉄不足です。強迫性障害の人は真面目で、食事もバランスを考えて取っていることが多いといえます。真鍋さんも、食事には気を配っていたそうです。

しかし、一般的に「バランスが良い」とされる食事だと、若い女性にとってはタンパク質や鉄分が不足することが多いのです。真鍋さんには、肉や卵をもっと食事に取り入れる必要があると説明し、食事を改善していくことになりました。なお、このような場面では強迫性障害の人の真面目な性格が治療の助けになります。決めたことはきちんと守れるので、徹底した食事の改善が可能なのです。
このほか、真鍋さんには抗うつ薬、抗不安薬を全3種類と鉄剤を処方しました。

真鍋さんの治療の経過は……

厳格な食事改善が成功し、真鍋さんは1カ月ほどでうつ病の症状が消失しました。そこで薬を1種類やめることができました。

さらに、初診から10カ月後には強迫性障害の症状もずいぶん落ち着いてきました。仕事で5回も10回も確認していた書類も、2回ほどの確認で済むようになったので、支障なく働けるようになったのです。頭痛、立ちくらみ、冷え性など貧血から来ていると思われていた症状も改善しました。

強迫性障害は非常に治りにくく「薬で症状を抑えるしかない」といわれています。通常は薬を減らすのも難しいのですが、真鍋さんはフェリチン値の上昇に合わせて徐々に薬を減らしていき、現在は抗うつ薬と鉄剤のみに切り替えています。

実は、強迫性障害の患者さんは圧倒的に女性が多く、そのほとんどはフェリチン値が非常に低いのが特徴です。真面目で神経質な性格に鉄不足が重なって、発症している人が少なくないのでしょう。

また、強迫性障害は遺伝的要素があるため家族に同じ病気の人がいるケースも多く見られます。真鍋さんは妹も強迫性障害でしたが、同様の治療方針で症状が改善し、生活に支障がないところまで回復しています。

症例
5

「強迫性障害＋うつ」の真鍋さんのカルテ

栄養改善の内容

- 肉・卵を毎食食べる
- 糖質（ごはん、パン、麺類）はこれまでの半分にする
- フェロミア（鉄の処方薬）

処方薬

- ジェイゾロフト25mg（抗うつ薬）
  - ➡半年後75mgに増量
  - ➡10カ月後減量
  - ➡２年後25mgを隔日
  - ➡２年８カ月後25mgを４日に１度
- ドグマチール50mg（食欲増進効果のある抗うつ薬）
  - ➡初診から10カ月後中止
- メイラックス0.5mg（抗不安薬）
  - ➡初診から１カ月後中止

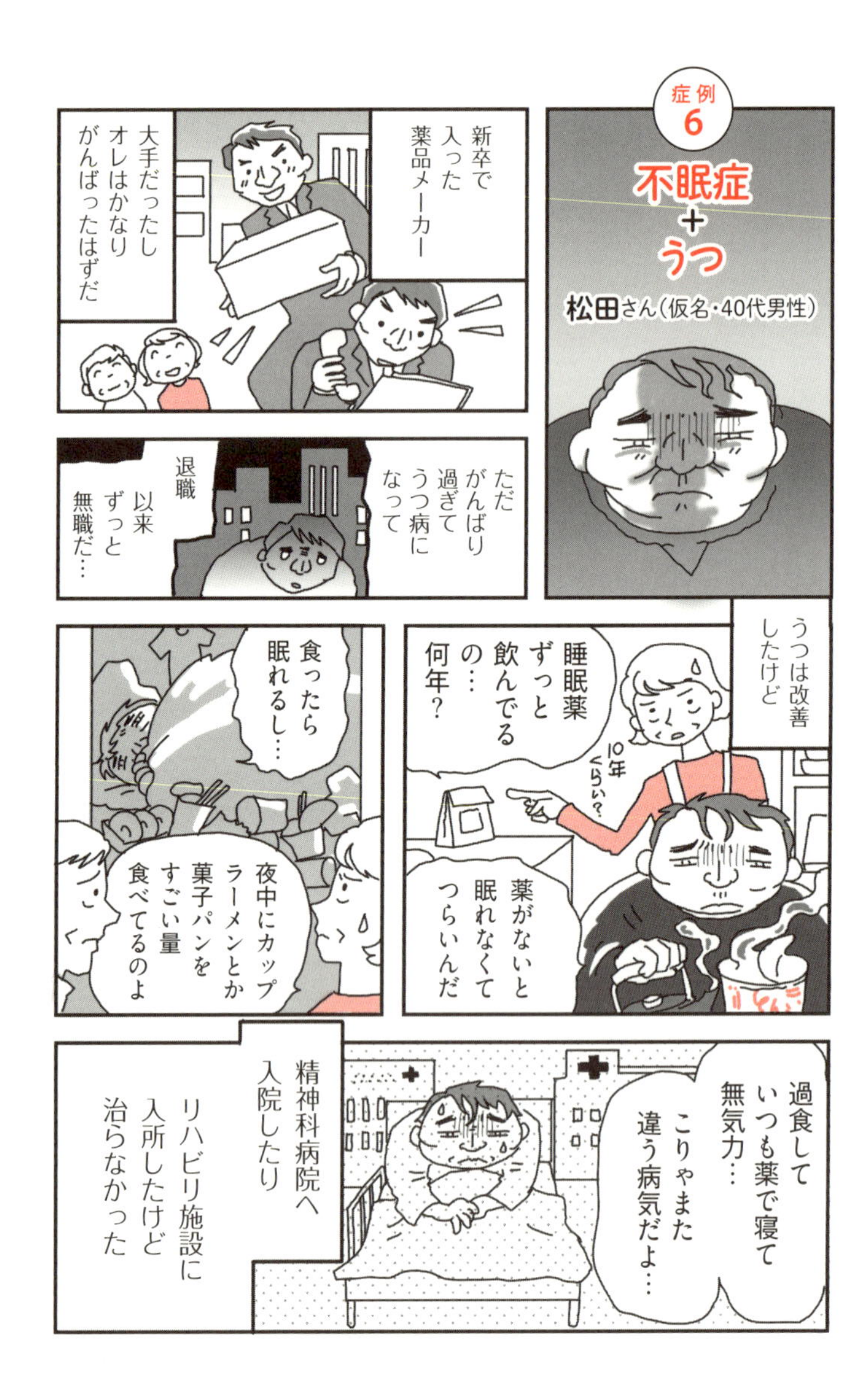
症例
6
不眠症
＋
うつ
松田さん（仮名・40代男性）
新卒で入った薬品メーカー
大手だったしオレはかなりがんばったはずだ
ただがんばり過ぎてうつ病になって
退職
以来ずっと無職だ…
うつは改善したけど
睡眠薬ずっと飲んでるの…何年？
10年くらい？
薬がないと眠れなくてつらいんだ
食ったら眠れるし…
夜中にカップラーメンとか菓子パンをすごい量食べてるのよ
過食していつも薬で寝て無気力…
こりゃまた違う病気だよ…
精神科病院へ入院したり
リハビリ施設に入所したけど治らなかった

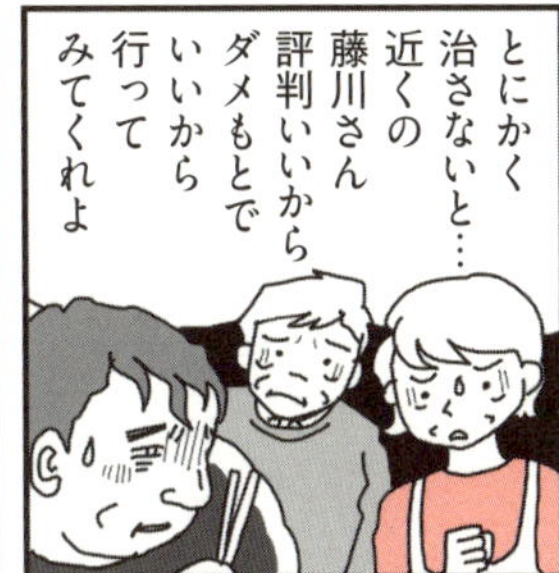
とにかく
治さないと…
近くの
藤川さん
評判いいから
ダメもとで
いいから
行って
みてくれよ

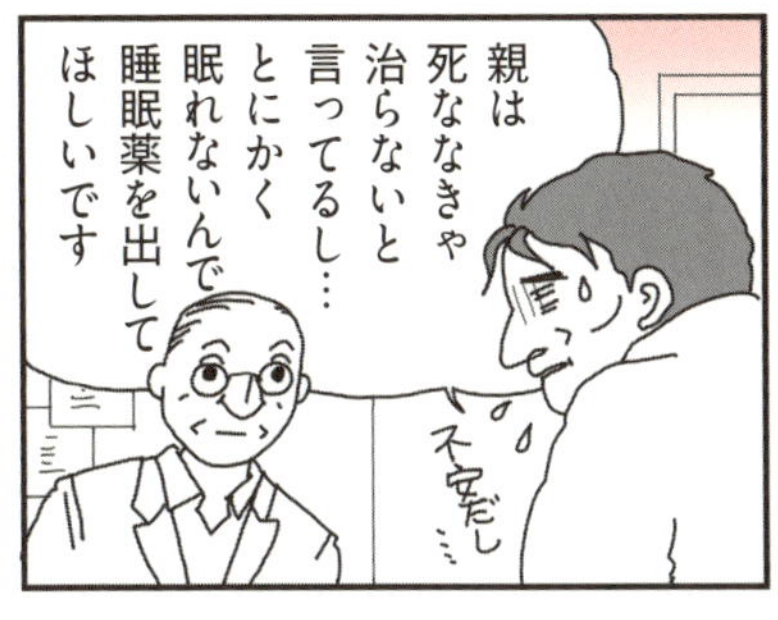
親は
死ななきゃ
治らないと
言ってるし…
とにかく
眠れないんで
睡眠薬を出して
ほしいです
不安だし…

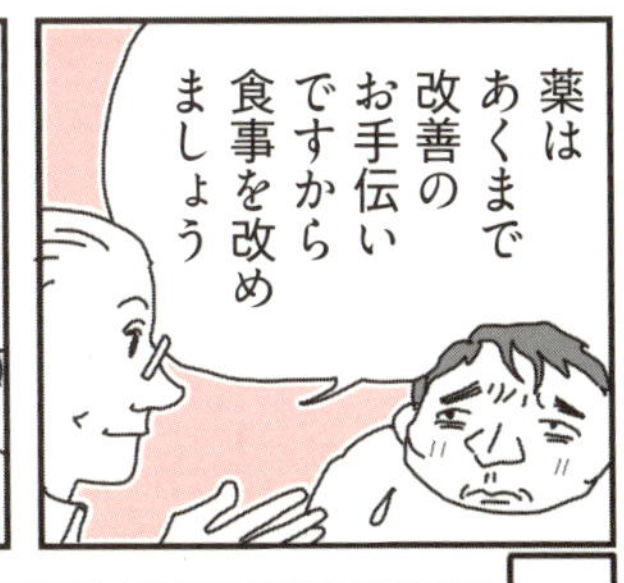
薬は
あくまで
改善の
お手伝い
ですから
食事を改め
ましょう

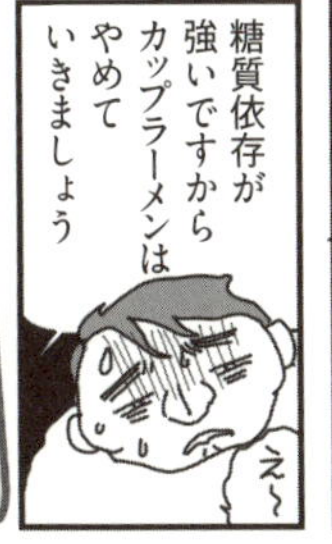
糖質依存が
強いですから
カップラーメンは
やめて
いきましょう
え〜

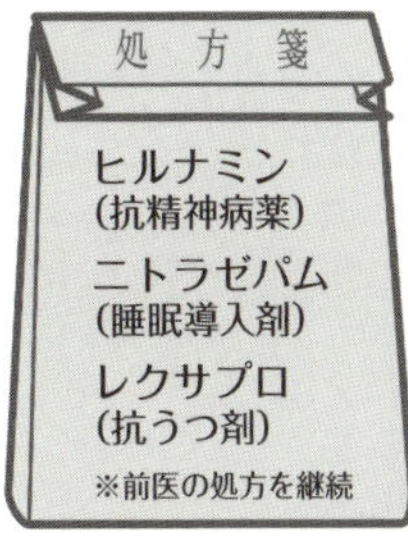
処方箋
ヒルナミン
(抗精神病薬)
ニトラゼパム
(睡眠導入剤)
レクサプロ
(抗うつ剤)
※前医の処方を継続

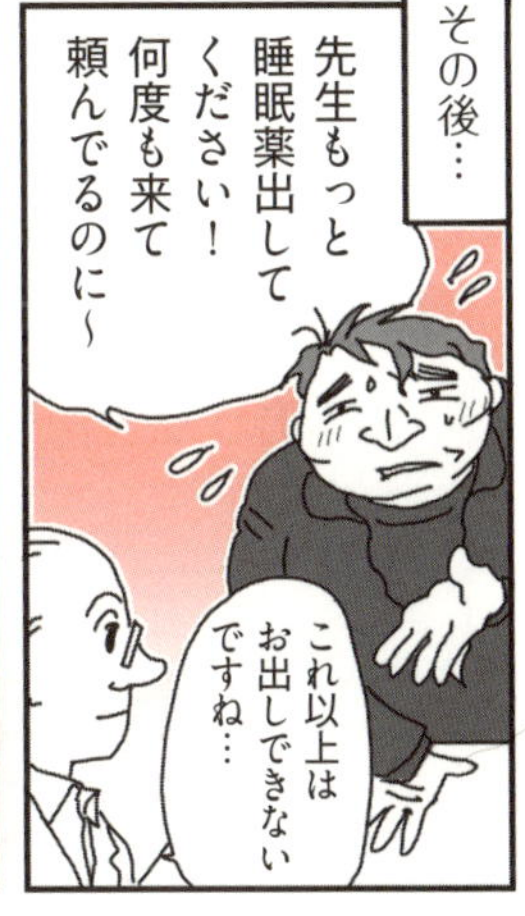
その後…
先生もっと
睡眠薬出して
ください！
何度も来て
頼んでるのに〜
これ以上は
お出しできない
ですね…

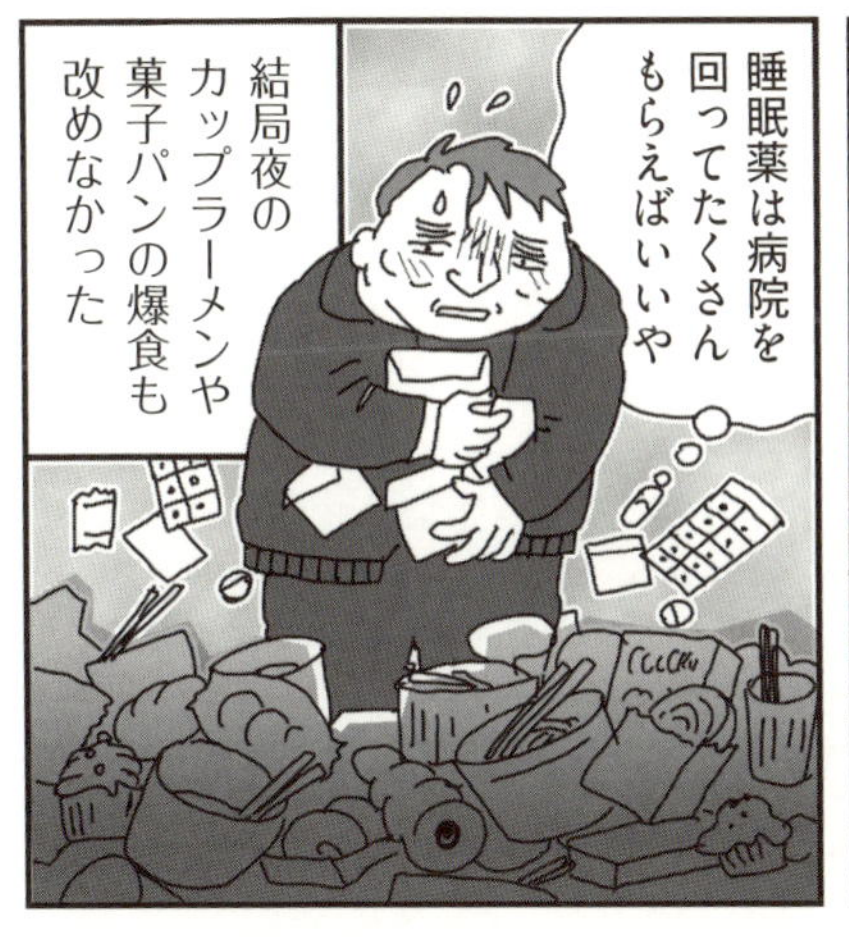
睡眠薬は病院を
回ってたくさん
もらえばいいや
結局夜の
カップラーメンや
菓子パンの爆食も
改めなかった

そして　とうとう
糖尿病になってしまった…
不眠に
脂肪肝
さらに
糖尿病かよ
処方箋
メトグルコ
スーグラ
（糖尿病治療薬）
追加の処方薬
オレ
死ぬんじゃ
ないか
初診から8年
先生！
薬増やして
ください！
久しぶりですね
でもわたしの処方も
もう最高量ですよ
松田さん
薬を増やす
代わりに
ビタミンの
栄養療法を
始めませんか？
そんな苦し紛れの
サプリじゃ
眠れないですよ！
ビタミンBの
1種
ナイアシンには
不眠を改善する
作用があります
しっかり飲めば
睡眠薬が
いらなくなる人
もたくさん
いますよ
ええ〜
でもそういえば
薬品メーカーに
いたころ
納品先でも
ビタミンの
効果に
ついては
よく話して
いたしな
わかりました…
よかった！
では
試しましょう！

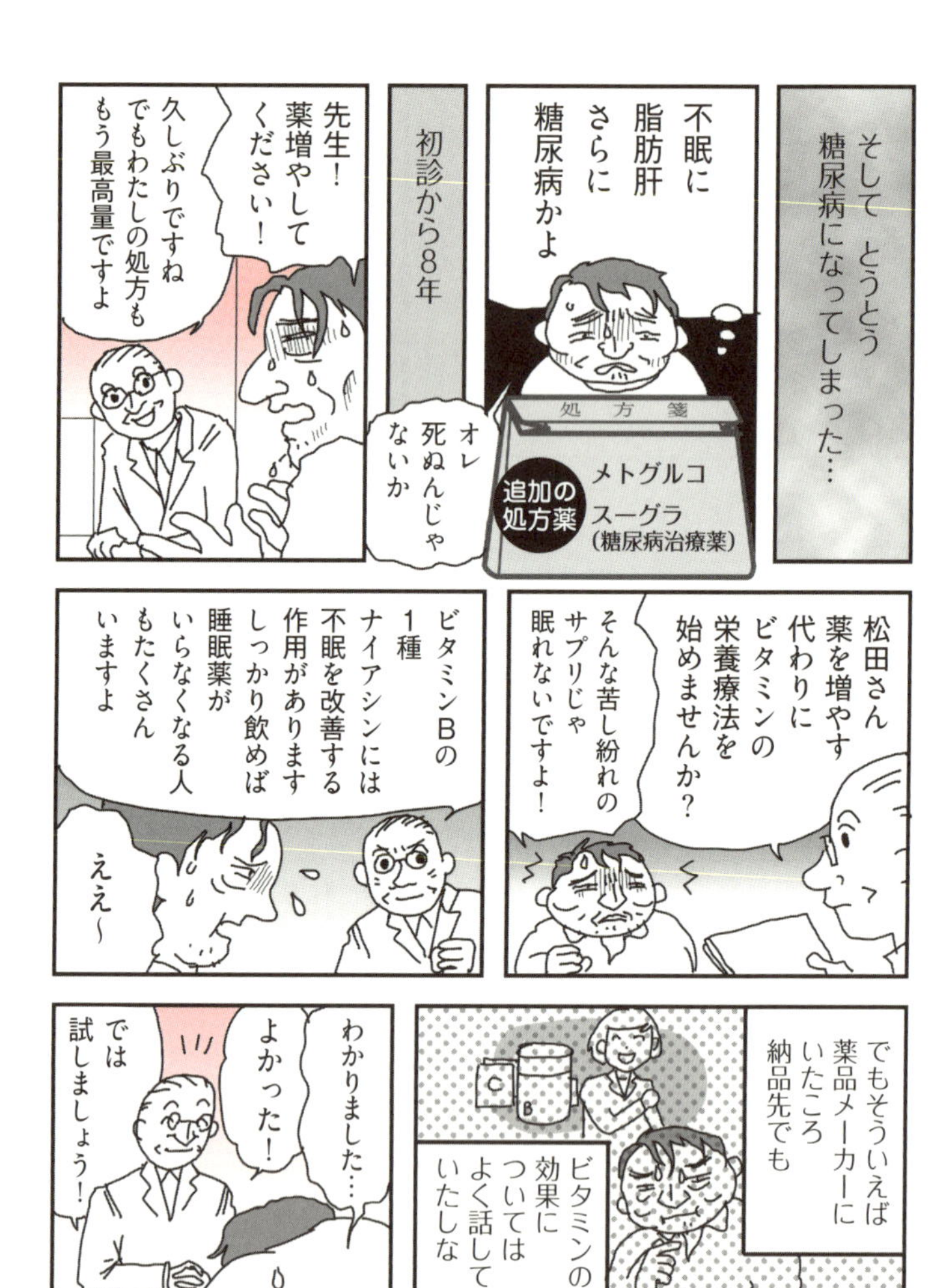

松田さんの改善法　薬や糖質を「やめる」ことより、まずは栄養を「足す」

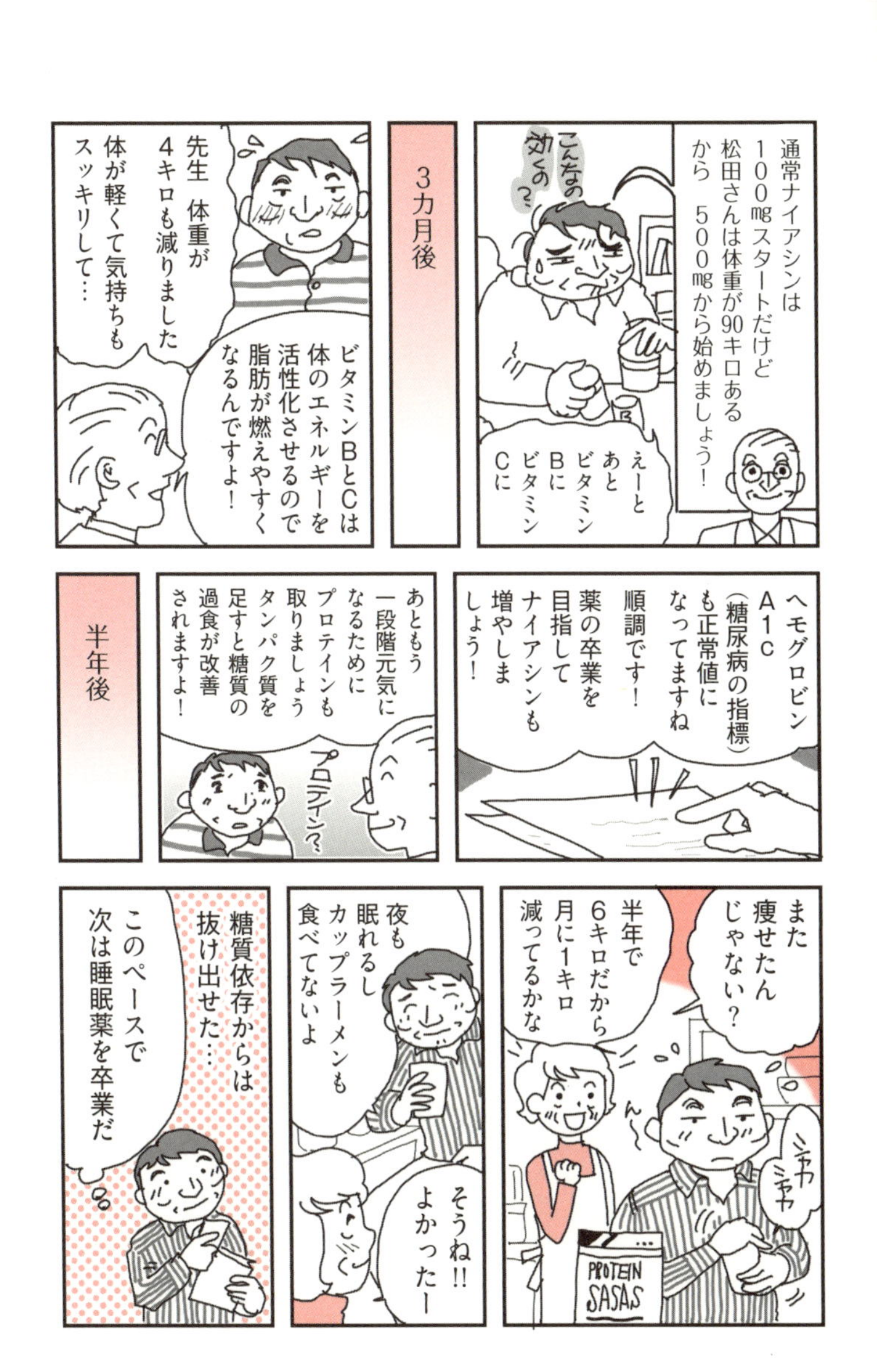
通常ナイアシンは
100㎎スタートだけど
松田さんは体重が90キロある
から　500㎎から始めましょう！
こんなの効くの？
えーと
あと
ビタミン
Bに
ビタミン
Cに
3カ月後
先生　体重が
4キロも減りました
体が軽くて気持ちも
スッキリして…
ビタミンBとCは
体のエネルギーを
活性化させるので
脂肪が燃えやすく
なるんですよ！
ヘモグロビン
A1c
（糖尿病の指標）
も正常値に
なってますね
順調です！
薬の卒業を
目指して
ナイアシンも
増やしま
しょう！
あともう
一段階元気に
なるために
プロテインも
取りましょう
タンパク質を
足すと糖質の
過食が改善
されますよ！
プロテイン？
半年後
また
痩せたん
じゃない？
半年で
6キロだから
月に1キロ
減ってるかな
ん～
シャカシャカ
PROTEIN
SASAS
夜も
眠れるし
カップラーメンも
食べてないよ
そうね!!
よかったー
糖質依存からは
抜け出せた…
このペースで
次は睡眠薬を卒業だ

症例
6

不眠症＋うつのあなたへ

うつ病で退職、暴飲暴食……どんな状態？

松田さん（仮名、40代男性）が来院したのは8年以上前のことです。

大学卒業後、大手薬品メーカーに勤務していた松田さんですが、多忙を極める中でうつ病を発症。35歳のときに休職し治療を試みましたが、仕事に復帰することはできず、そのまま退職するに至りました。

退職後にうつ病は治りましたが、その後に松田さんを襲ったのが睡眠薬への依存でした。不眠、不安を訴え、幾つかの精神科クリニックに通っては睡眠薬の処方を受ける日々が続いたのです。当院にも、最初は「とにかく眠れないので睡眠薬を出してほしい」と言って来院しました。

松田さんが薬をやめられないことを周囲は心配しており、精神科病院への入院や薬物依存のリハビリ施設への入所もしたものの、状態は改善しませんでした。

糖尿病を発症、睡眠薬に依存。どう治療する？

松田さんのように、薬に依存して抜け出せなくなってしまう患者さんはどの精神科クリニックにも何人かいるものです。一般には手の施しようがないと考えられています。

重度の睡眠薬依存に加え、松田さんは深夜のカップラーメンなどの暴飲暴食がやめられず脂肪肝になり、糖尿病も発症してしまいました。体重は90キログラムにまで増え、でっぷりと太ってしまって見るからに不健康そうな様子です。

松田さんに、薬の代わりにビタミン栄養療法をすすめたのは初診から8年後のことです。

この間にわたしの質的栄養失調に着目した治療も進化しており、松田さんのような症例にはビタミン栄養療法が効果をもたらすのではないかと考えるようになっていました。

ナイアシンには不眠を改善する作用があり、しっかり飲めば睡眠薬に頼らずに済むようになる人もたくさんいます。

また、ビタミンB、ビタミンCを取ることでエネルギー代謝が改善すれば、脂肪酸をエネルギー源として活用しやすくなりますから、糖尿病への効果も期待できるのです。

もともと薬品メーカーで働いていた松田さんは、わたしのこうした説明に納得し、「まず、ビタミンを取って質的栄養失調を改善する」ことから治療を再スタートすることになりました。

松田さんの治療の経過は……

治療の効果は程なくして表れました。3カ月後には「体が軽くなった」といい、実際に体重が4キログラムも減ったのです。糖尿病の指標であるヘモグロビンA1cも正常値になりました。

そこで糖質依存からの脱却を目指すため、新たにプロテインも飲んでもらうことにしました。タンパク質をしっかり取ると、糖質を取りたいという欲求が収まるため、深夜に衝動的にカップラーメンなどを食べたくなるのも防げます。

すると、プロテインも飲み始めてから半年で、松田さんはさらに6キロの減量に成功したのです。

睡眠薬はまだ服用を続けていますが、薬を飲んでいるにもかかわらず「眠れない」と訴えることはなくなりました。また、不安感が軽くなったといい、診察のときも落ち着いた様子です。深夜のカップラーメンも、無事にやめることができました。これからは少しずつ睡眠薬を減らしていきたいところです。

症例
6

「不眠症＋うつ」の松田さんのカルテ

栄養改善の内容

- 肉・卵を毎食食べる
- 夜食（カップラーメン、菓子パン）をやめる
- ３食中の糖質（ごはん、パン、麺類）はこれまでの半分にする

◎初診から8年後から

- ナイアシン500mg　１日１錠　夕
  ➡ １カ月後　１日２錠　朝夕に各１錠
  ➡ ３カ月後　１日３錠　朝昼夕に各１錠
- ビタミンB50mg　１日２錠　朝夕に各１錠
- ビタミンC1000mg　１日３錠　朝昼夕に各１錠

◎さらに半年後から

- プロテイン１日40g　朝夕に各20g

処方薬

- ヒルナミン（抗精神病薬）50mg×４錠 ➡ 現状維持
- ニトラゼパム（睡眠導入剤）5mg×２錠 ➡ 現状維持
- フルニトラゼパム（睡眠導入剤）2mg×１錠 ➡ 現状維持
- レクサプロ（抗うつ薬）100mg×１錠 ➡ 現状維持
- メトグルコ（糖尿病治療薬）250mg×６錠 ➡ 現状維持
- スーグラ（糖尿病治療薬）50mg×１錠 ➡ 現状維持

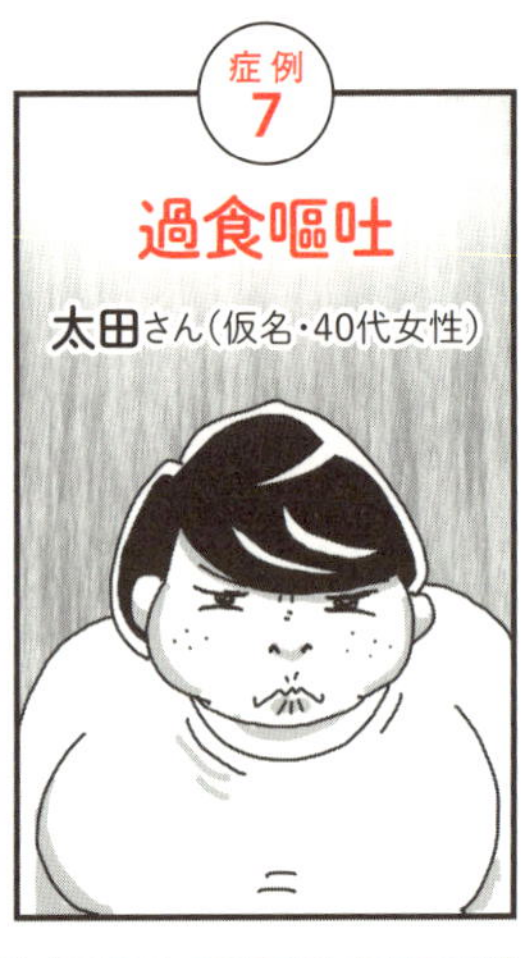
症例
7
過食嘔吐
太田さん（仮名・40代女性）

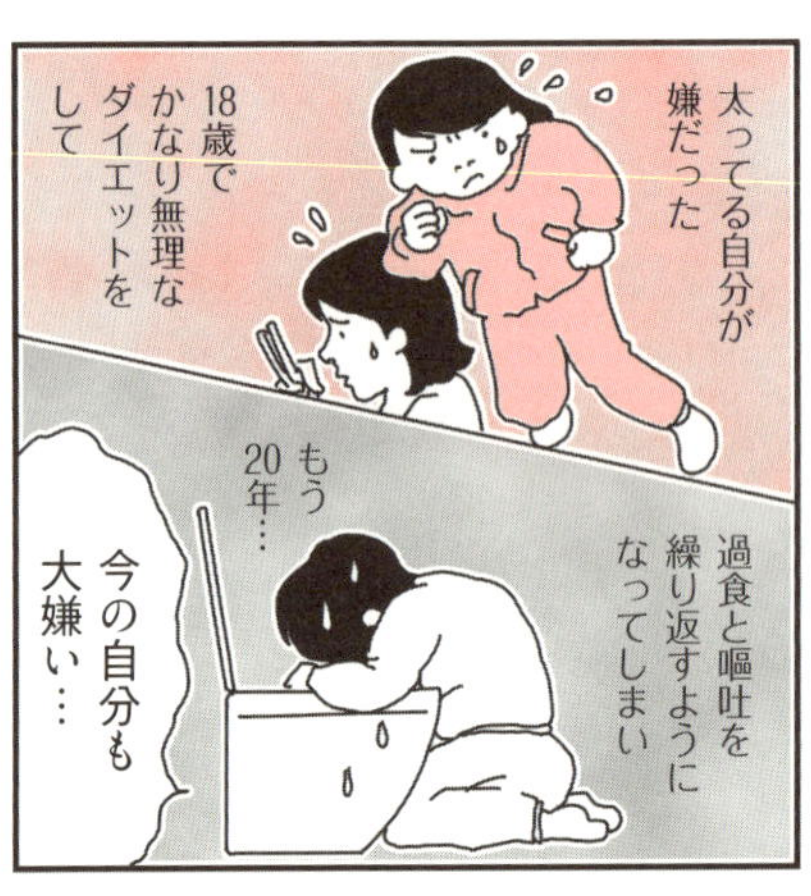
太ってる自分が嫌だった
18歳でかなり無理なダイエットをして
過食と嘔吐を繰り返すようになってしまい
もう20年…
今の自分も大嫌い…

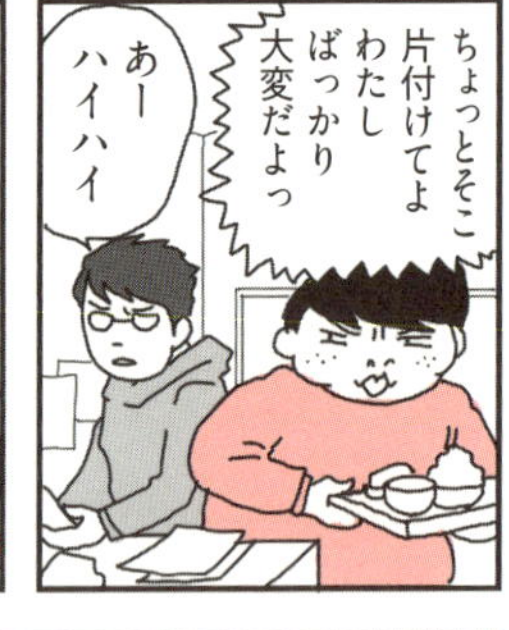
ちょっとそこ片付けてよわたしばっかり大変だよっ
あーハイハイ

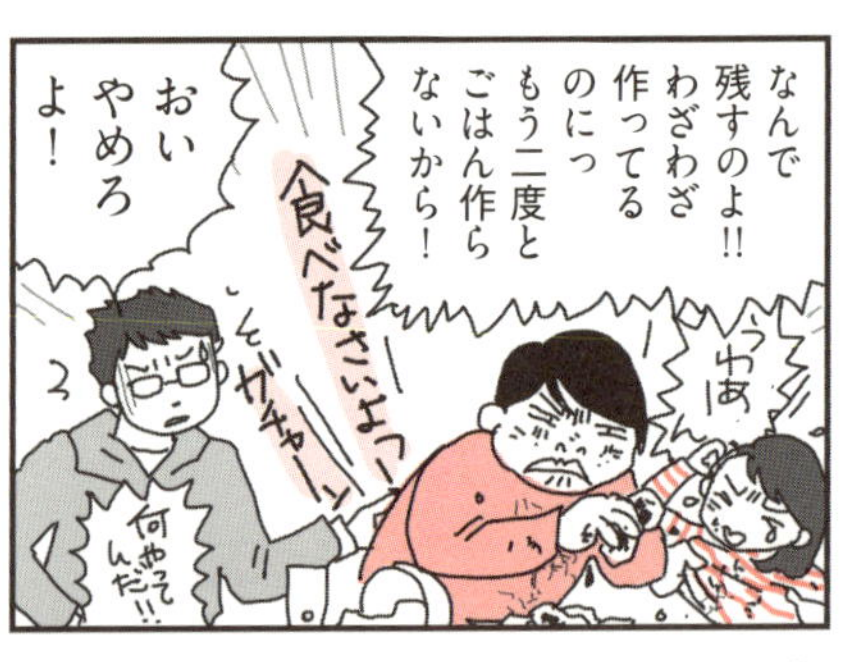
なんで残すのよ!!わざわざ作ってるのにっもう二度とごはん作らないから！
うわぁん
食べなさいよっ
ガチャーン
おいやめろよ！
何やってんだ!!

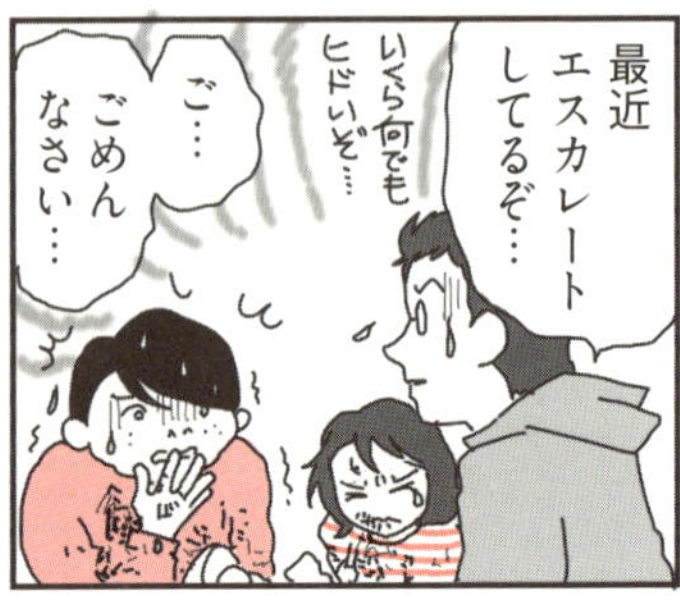
最近エスカレートしてるぞ…
いくら何でもヒドいぞ…
ご…
ごめんなさい…

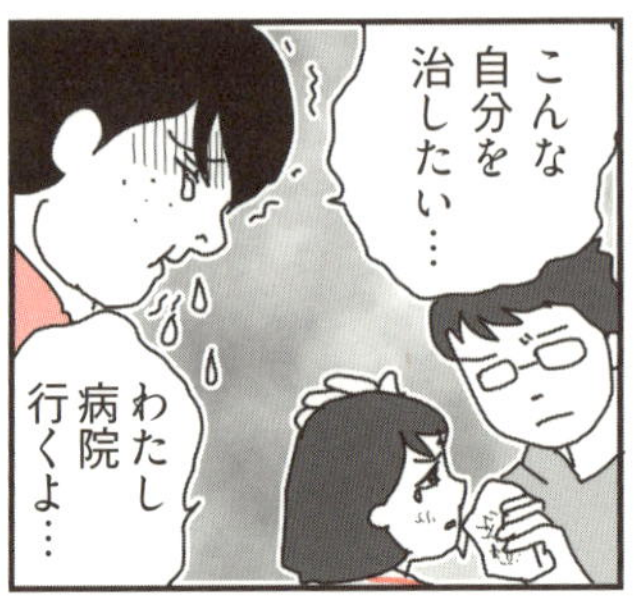
こんな自分を治したい…
わたし病院行くよ…

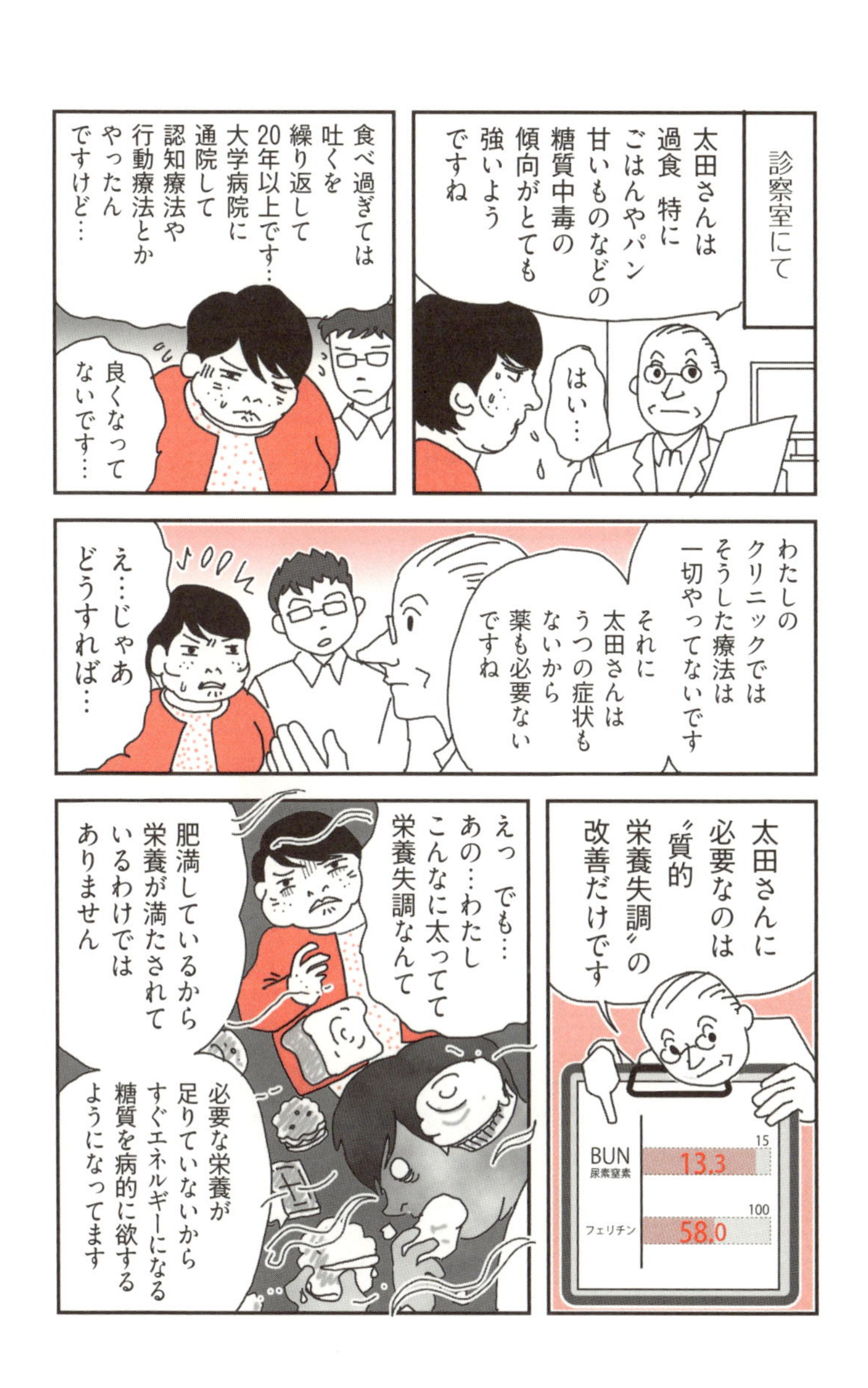

診察室にて
太田さんは過食 特にごはんやパン甘いものなどの糖質中毒の傾向がとても強いようですね
はい…
食べ過ぎては吐くを繰り返して20年以上です…大学病院に通院して認知療法や行動療法とかやったんですけど…
良くなってないです…
わたしのクリニックではそうした療法は一切やってないです
それに太田さんはうつの症状もないから薬も必要ないですね
えー…じゃあどうすれば…
太田さんに必要なのは〝質的栄養失調〟の改善だけです
BUN
尿素窒素
15
13.3
フェリチン
100
58.0
えっ でも…あの…わたしこんなに太ってて栄養失調なんて
肥満しているから栄養が満たされているわけではありません
必要な栄養が足りていないからすぐエネルギーになる糖質を病的に欲するようになってます

実は糖質
過食を治す
特効薬が
あるんですが
先生！
家族のために
治りたいので
わたしそれ
飲みます！
あ　でも…
保険外の
新薬
ですか？

いえいえ
この病院の
下の薬局で
販売して
ますから
どんどん
飲めますよ
えっ？

太田さんの改善法　糖質過食欲求はプロテインで退治する

これかー!!
プロテイン
プロテインって
マッチョな
ボディビルダー
しか飲まないと
思ってたけど
シャカ
シャカ

まずは1回に
プロテイン
20g（60cc）
それを
朝夕2回
胸焼け胃痛が
なければ
朝昼夕3回
とってください
ふむ…

肉や魚は
吐いてしまう
こともあるけど
これなら
飲むだけ
だから
気がラク
意外に
ウマイ!!
無理しないで
少しずつ
できることからね

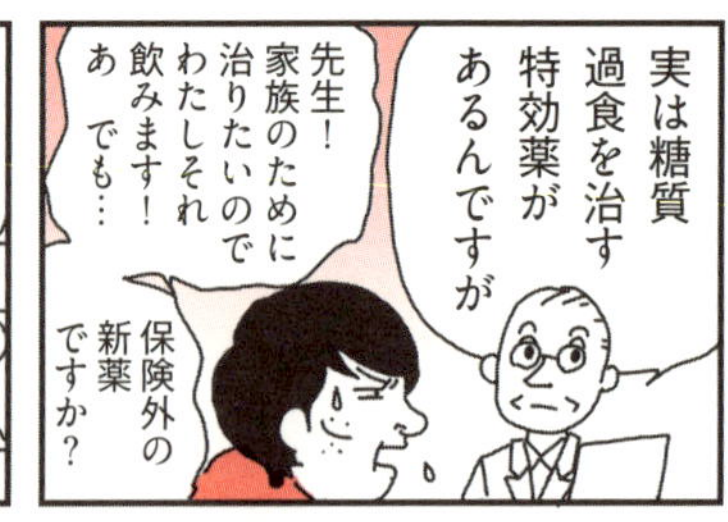

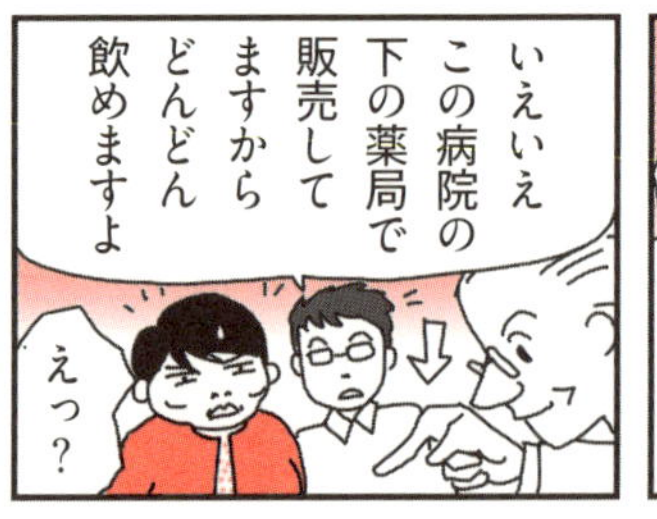

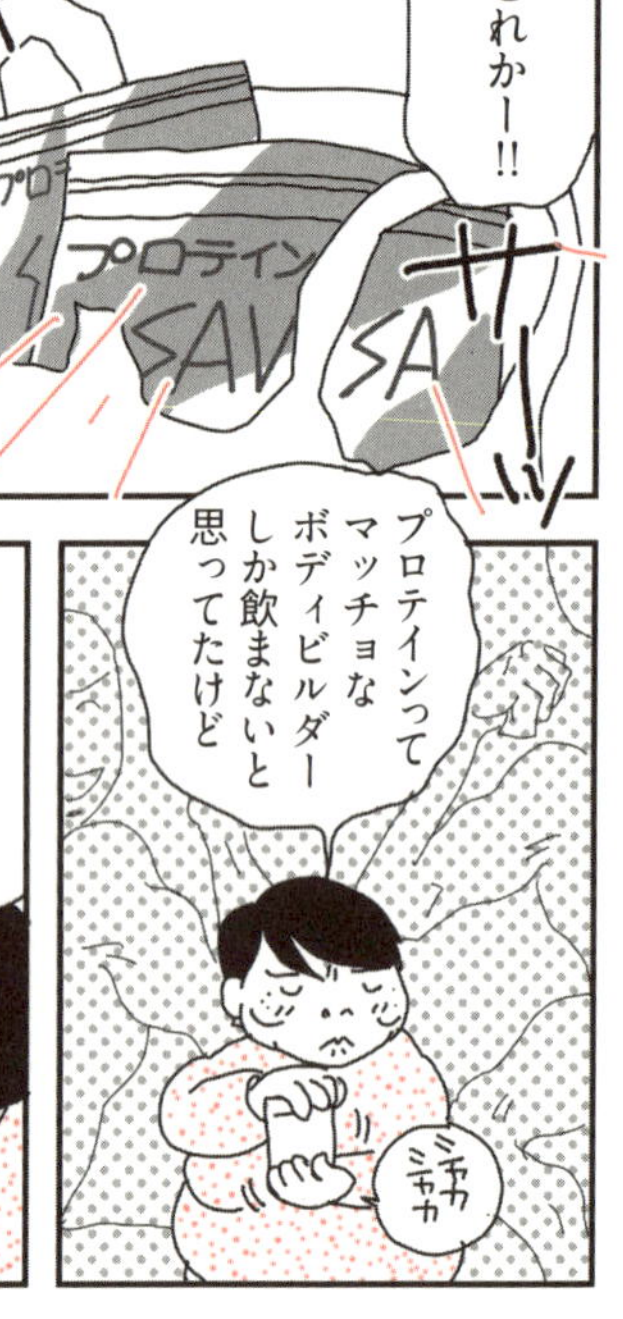

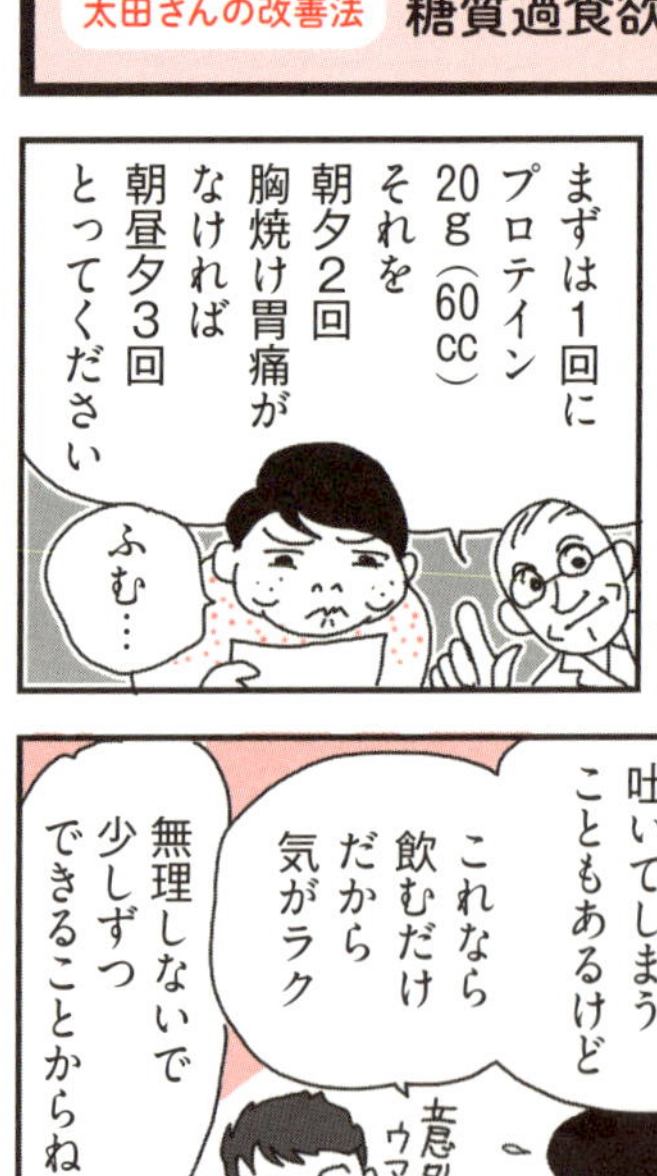

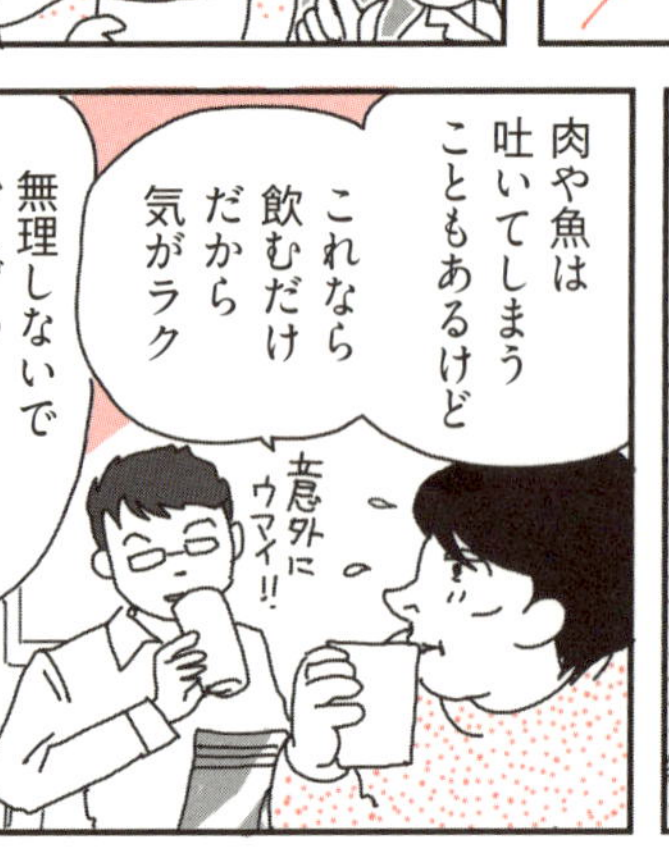

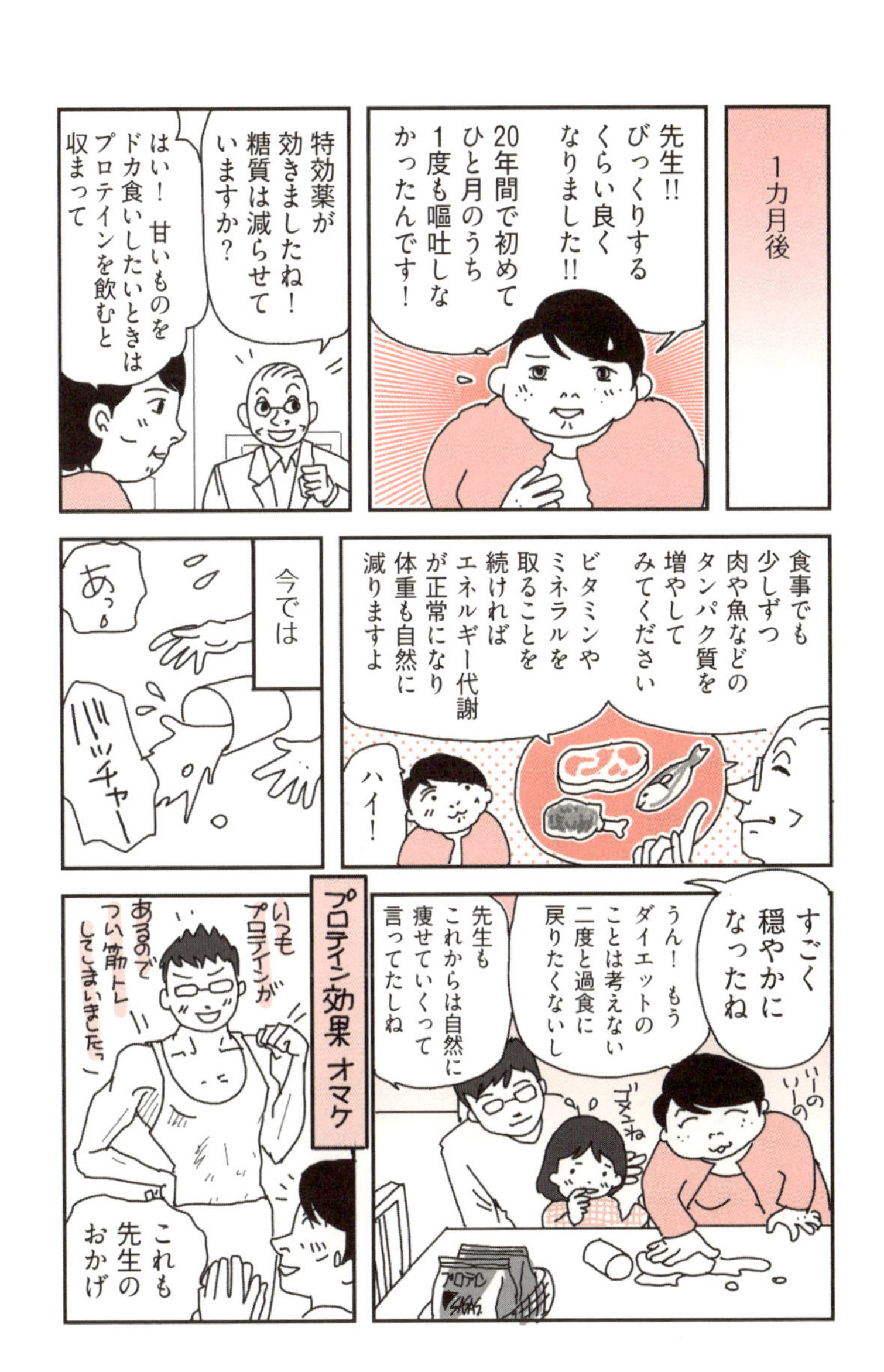

1カ月後
先生!! びっくりするくらい良くなりました!! 20年間で初めてひと月のうち1度も嘔吐しなかったんです!
特効薬が効きましたね! 糖質は減らせていますか?
はい! 甘いものをドカ食いしたいときはプロテインを飲むと収まって
食事でも少しずつ肉や魚などのタンパク質を増やしてみてください ビタミンやミネラルを取ることを続ければエネルギー代謝が正常になり体重も自然に減りますよ
ハイ!
今では
あっ
バッチャー
すごく穏やかになったね
うん! もうダイエットのことは考えない 二度と過食に戻りたくないし
先生もこれからは自然に痩せていくって言ってたしね
いーのいーの
ゴメンね
プロテイン
プロテイン効果 オマケ
いつもプロテインがあるのでつい筋トレしてしまいましたっ
これも先生のおかげ

過食嘔吐のあなたへ

18歳で摂食障害に……どんな状態？

太田さん（仮名、40代女性）は、20年以上にわたり摂食障害に苦しんできました。

発症したのは、18歳のときです。無理なダイエットをする中、食欲が抑えられなくなり、「大量に食べ、その後に無理やり吐く」という過食嘔吐を繰り返すようになりました。

結婚して子どもをもうけた後も、過食嘔吐は続き、月に3回ほどは大量に食べて吐いていました。なんとか過食嘔吐をやめたいと考え、大学病院に通って認知療法や行動療法なども受けましたが、治療の効果は見られなかったといいます。

過食するときは菓子パンなど甘いものを一気にたくさん食べることが多く、普段の食生活もパンや麺類、ごはんなどの糖質が中心になっていました。

過食嘔吐がとめられず、イライラする日々。どう治療する？

太田さんが当院に来院したのは、イライラする太田さんの様子を心配した家族がネットでわたしが書いたブログ記事を見つけたことがきっかけでした。「過食嘔吐をやめたい」「子どもに当たってしまうのをなんとかしたい」というのが太田さんの希望です。

診断したところ、摂食障害のほかにはうつ病などの症状は見られなかったので、太田さんには薬の処方は必要ないと判断しました。

血液検査をすると、ＢＵＮが13・3㎎／dl、フェリチンは58ng／mlでした。

タンパク質が不足しており、鉄分も足りていない質的栄養失調であることは明らかです。

このような症状は、実は栄養状態の改善が劇的な効果をもたらすことが多いといえます。糖質の過食欲求は、タンパク質をしっかり摂取することによ
り抑えることが可能です。ビタミンB、ビタミンCの摂取によりエネルギー代謝を高め、脂肪酸をエネルギー源として活用しやすくすれば、さらに効果は高まります。

ここで重要なのは、食事を低糖質・高タンパク質にするだけでなく、プロテインをこまめに飲むことです。肉や卵だけでタンパク質を十分に取るのは、特に女性は食べられる量に限りがあるため難しい場合が多いといえます。この点、食事に追加してプロテインを飲めばタンパク質を補いやすく、過食欲求がスムーズになくなるのです。

プロテインは1日3回10グラムずつ、計30グラムから始めてみて、問題なく飲めるようなら1日3回20グラムずつ、計60グラムに増量するように伝えました。小分けにするのは、タンパク質は吸収代謝が速いため、効果を持続するのには1日に複数回飲むことが必要だからです。

ちなみに糖質を消化するのは小腸で、食べた後に無理やり吐こうとすると吐くことができてしまいます。しかしプロテインは胃で消化吸収されるため、仮に吐こうとしても吐けません。

このほか、太田さんにはサプリメントで鉄、ビタミンB、ビタミンC、ビタミンEを取るよう指導し、鉄剤と亜鉛を処方しました。

太田さんの治療の経過は……

治療の効果は劇的でした。1カ月後に来院したとき、太田さんは「この1

カ月、一度も過食嘔吐がなかった」と明るい表情を見せてくれたのです。イライラすることもなくなり、「びっくりするくらい良くなりました」ととても喜んでくれました。

糖質への欲求も抑えられており、甘いものが欲しいと感じたときにもプロテインを飲めば収められているそうです。

日々の食事も、肉や卵を中心とした高タンパク質食への切り替えが進み、その後は体重も減少しつつあるようです。

なお、太りたくないという人の中には「プロテインを飲むと太ってしまうのではないか」「ムキムキになるのでは」と心配する人がいますが、プロテインを飲めば満腹感を覚えてその分だけ糖質を取らずに済みますし、エネルギー代謝が改善しますから痩せやすくなります。また、ハードな筋トレをしてより多くのプロテインを取るなどしなければムキムキになることもありませんので、どうぞご安心ください。

症例
7

「過食嘔吐」の
太田さんのカルテ

栄養改善の内容

- まずはプロテインでタンパク質を補給。
  1日40g　朝夕に各20g
  慣れたら1日60g　朝昼夕に各20g
- 肉、卵を毎食食べる
- 3食中の糖質はこれまでの半分にする
- キレート鉄36mg　1日2錠　夕
- ビタミンB 50mg　1日2錠　朝夕に各1錠
- ビタミンC1000mg　1日3錠　朝昼夕に各1錠
- ビタミンE400IU　1日1錠　朝
- フェルム（鉄の処方薬）　1日1錠　夕
- プロマックD（亜鉛の処方薬）75mg
  1日2錠　朝夕に各1錠

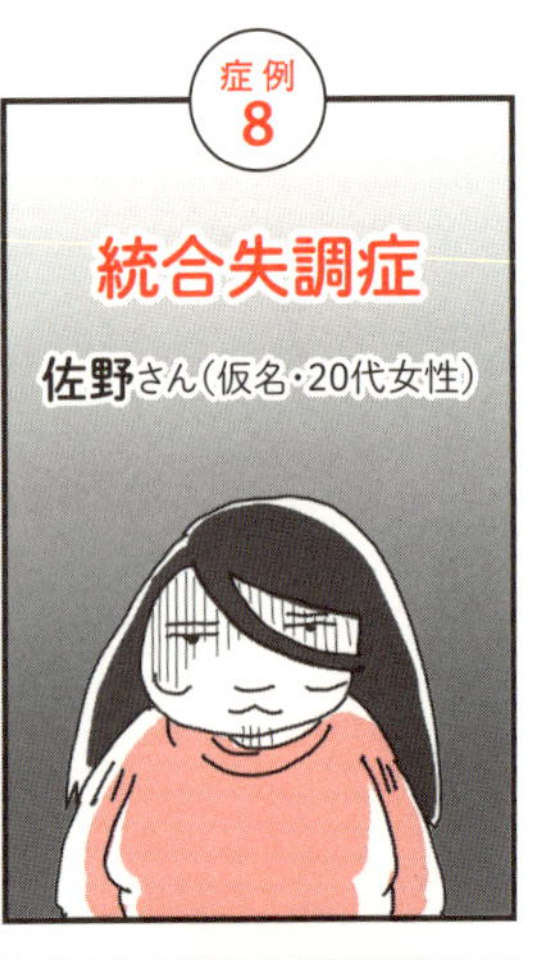
症例8
統合失調症
佐野さん（仮名・20代女性）

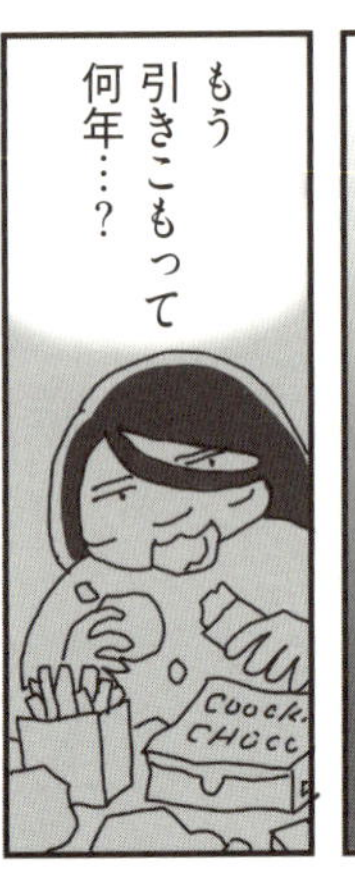
もう引きこもって何年…？

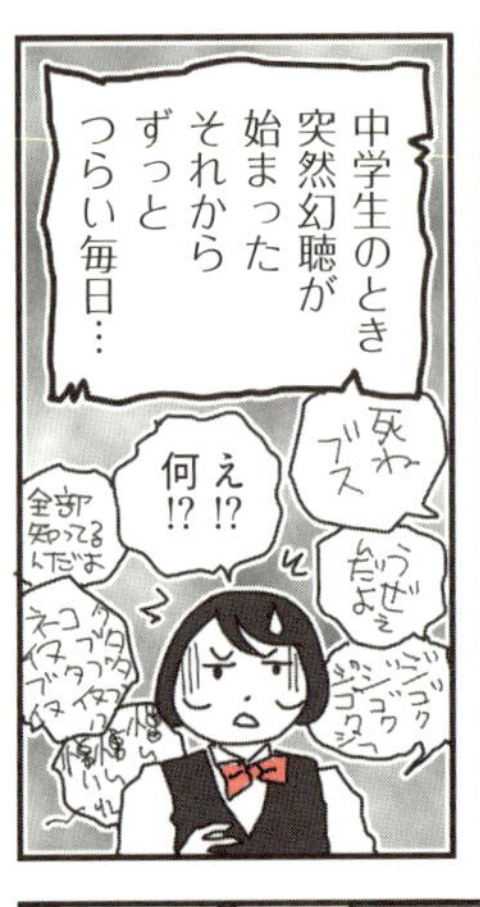
中学生のとき突然幻聴が始まったそれからずっとつらい毎日…
死ね ブス
え!? 何!?
全部知ってるんだよ

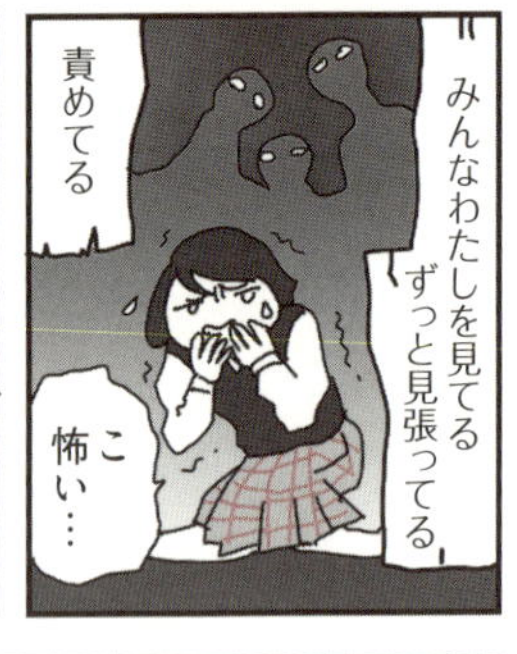
みんなわたしを見てる ずっと見張ってる
責めてる
こ怖い…

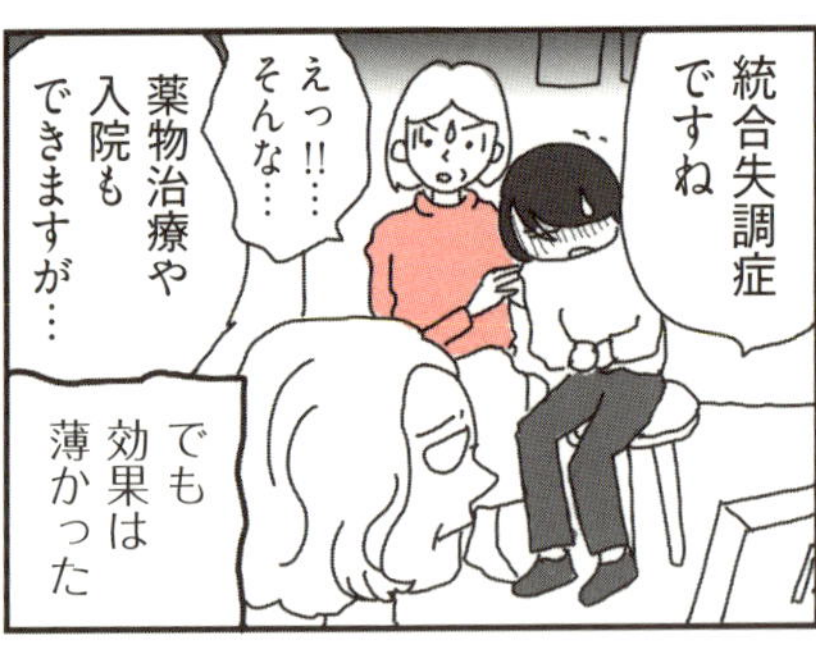
統合失調症ですね
えっ!!… そんな…
薬物治療や入院もできますが…
でも効果は薄かった

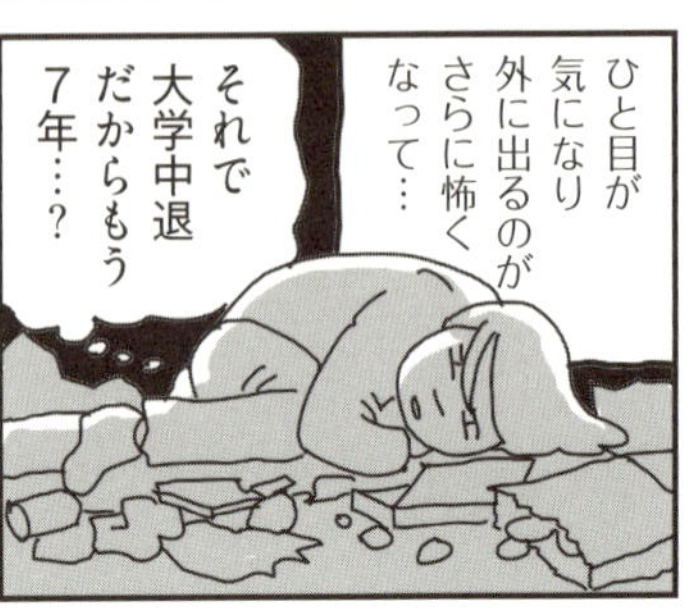
ひと目が気になり外に出るのがさらに怖くなって…
それで大学中退だからもう7年…？

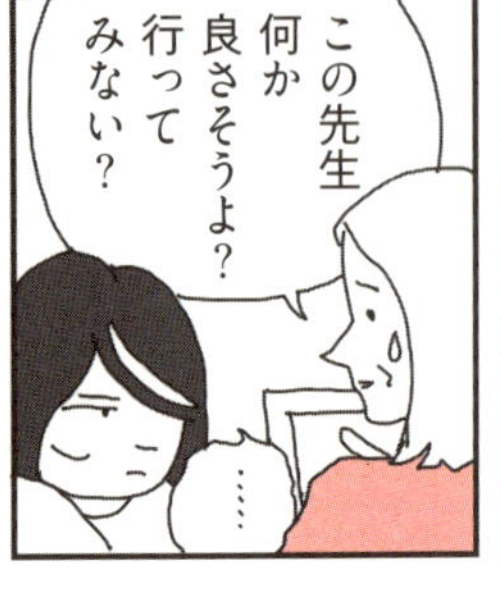
この先生何か良さそうよ？行ってみない？
……

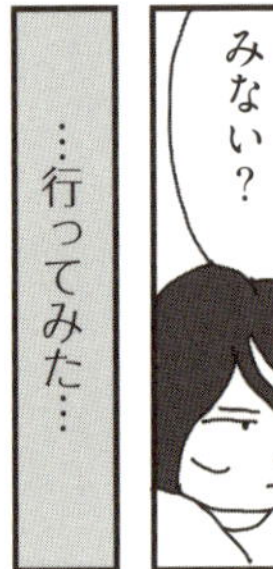
…行ってみた…

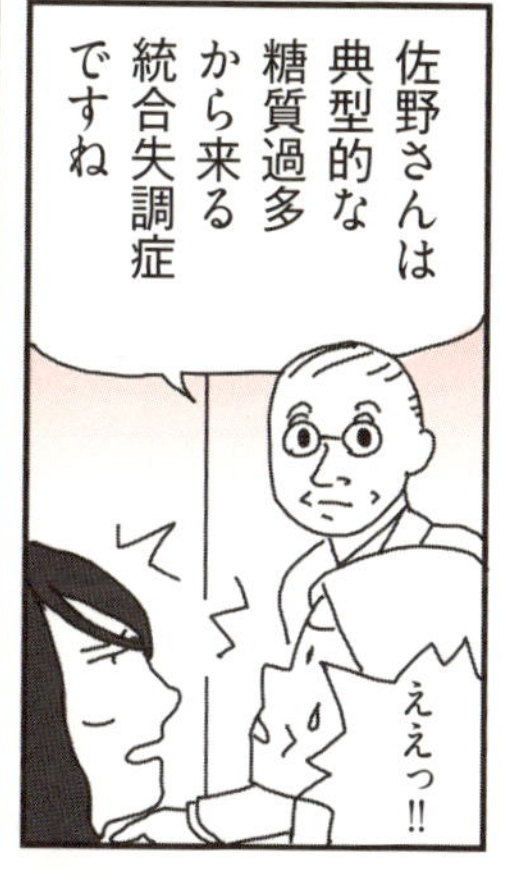
佐野さんは
典型的な
糖質過多
から来る
統合失調症
ですね
ええっ!!

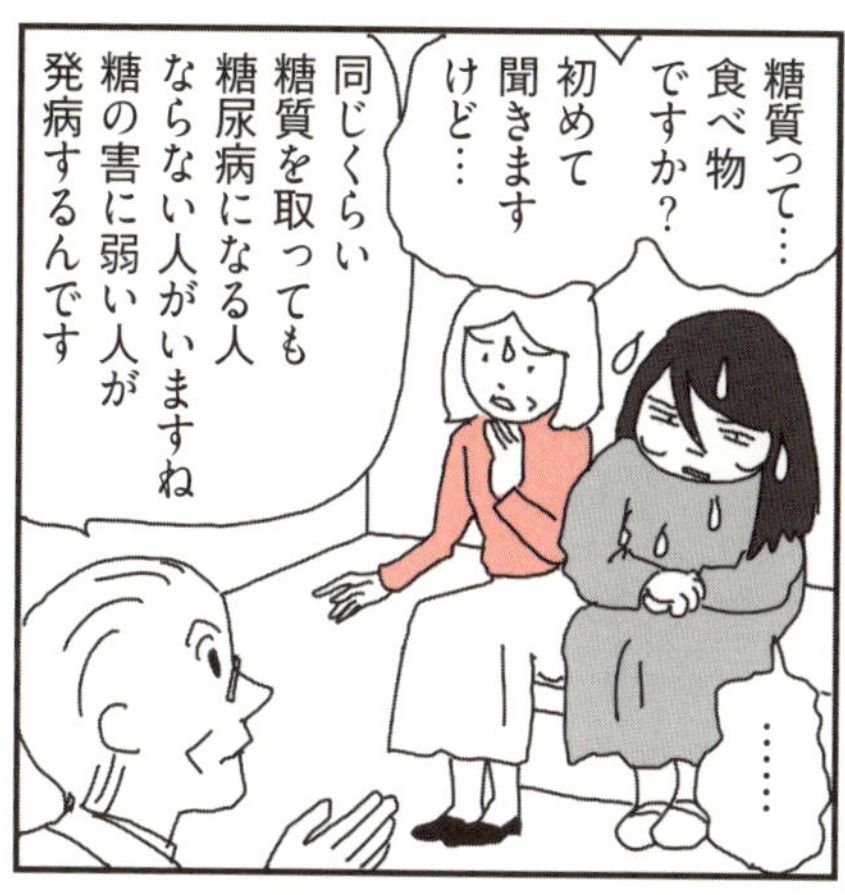
糖質って…
食べ物
ですか?
初めて
聞きます
けど…
同じくらい
糖質を取っても
糖尿病になる人
ならない人がいますね
糖の害に弱い人が
発病するんです
……

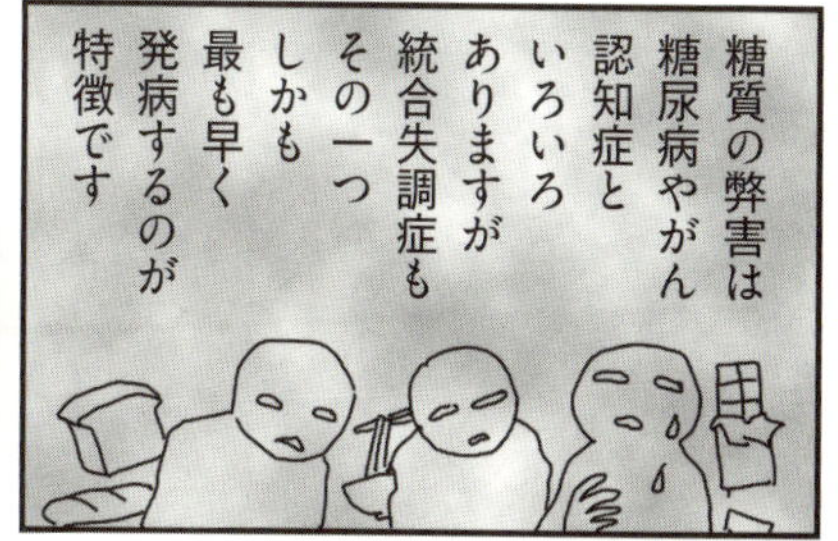
糖質の弊害は
糖尿病やがん
認知症と
いろいろ
ありますが
統合失調症も
その一つ
しかも
最も早く
発病するのが
特徴です

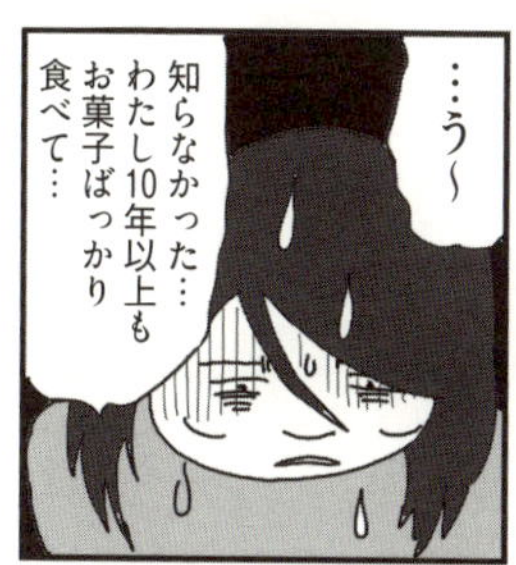
…う〜
知らなかった…
わたし10年以上も
お菓子ばっかり
食べて…

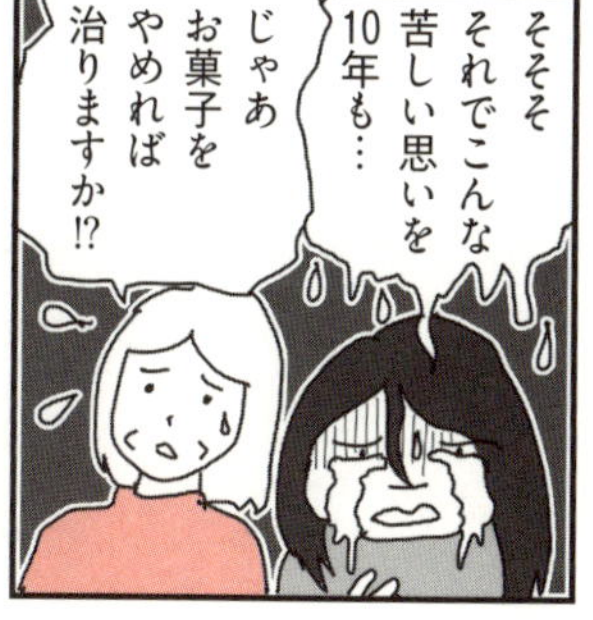
そそそ
それでこんな
苦しい思いを
10年も…
じゃあ
お菓子を
やめれば
治りますか!?

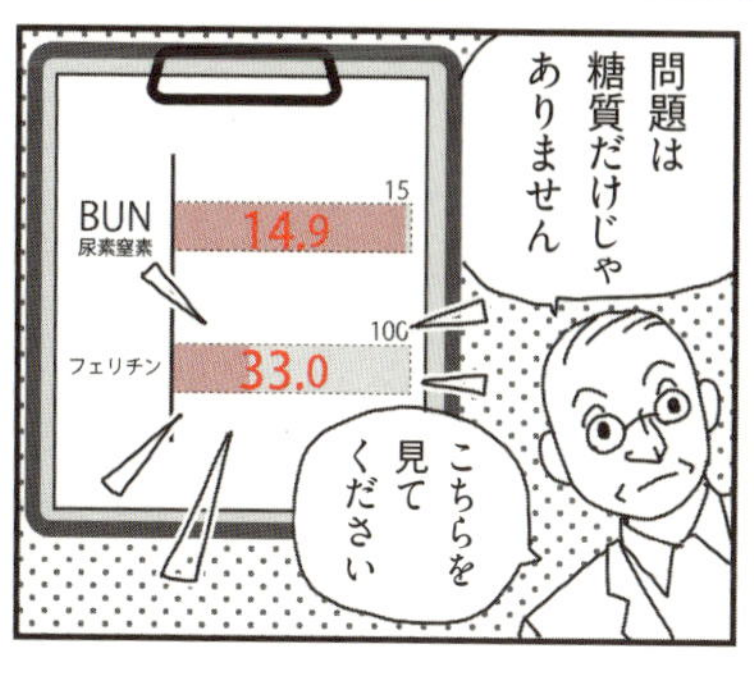
問題は
糖質だけじゃ
ありません
こちらを
見て
ください
BUN
尿素窒素
15
14.9
フェリチン
100
33.0

鉄分とタンパク質がまったく足りていないんです大幅な食の改善をしましょう
というと…?
取り過ぎてた糖質を思い切り減らして足りてない鉄分とタンパク質を思い切り取ってくださいあと うちのクリニックで使っている
統合失調症の特効薬も取ってください!
処方箋
■他院から続いている処方薬
ジプレキサ
セロクエル
(ともに抗精神病薬)
■新たな処方薬
フェルム(鉄剤)

佐野さんの改善法

ナイアシン+ゆる糖質制限で減薬を目指す

ビタミンBの一種ナイアシンは統合失調症の特効薬なんですよ!
ビタミン剤で治るなんて信じられないけど…
B
C
Fe
初診から1カ月後
困難❶
処方薬のフェルム(鉄剤)が胸焼けして飲めない
先生これダメだ~
ではサプリの鉄とプロテインをきっちりとって
タンパク質が満たされてくれば徐々にフェルムも飲めるようになりますよ
ハァ…
困難❷
また糖質を過剰に取る
すごく調子いい!
もう治ったから大丈夫!
あ またそんなに食べて…

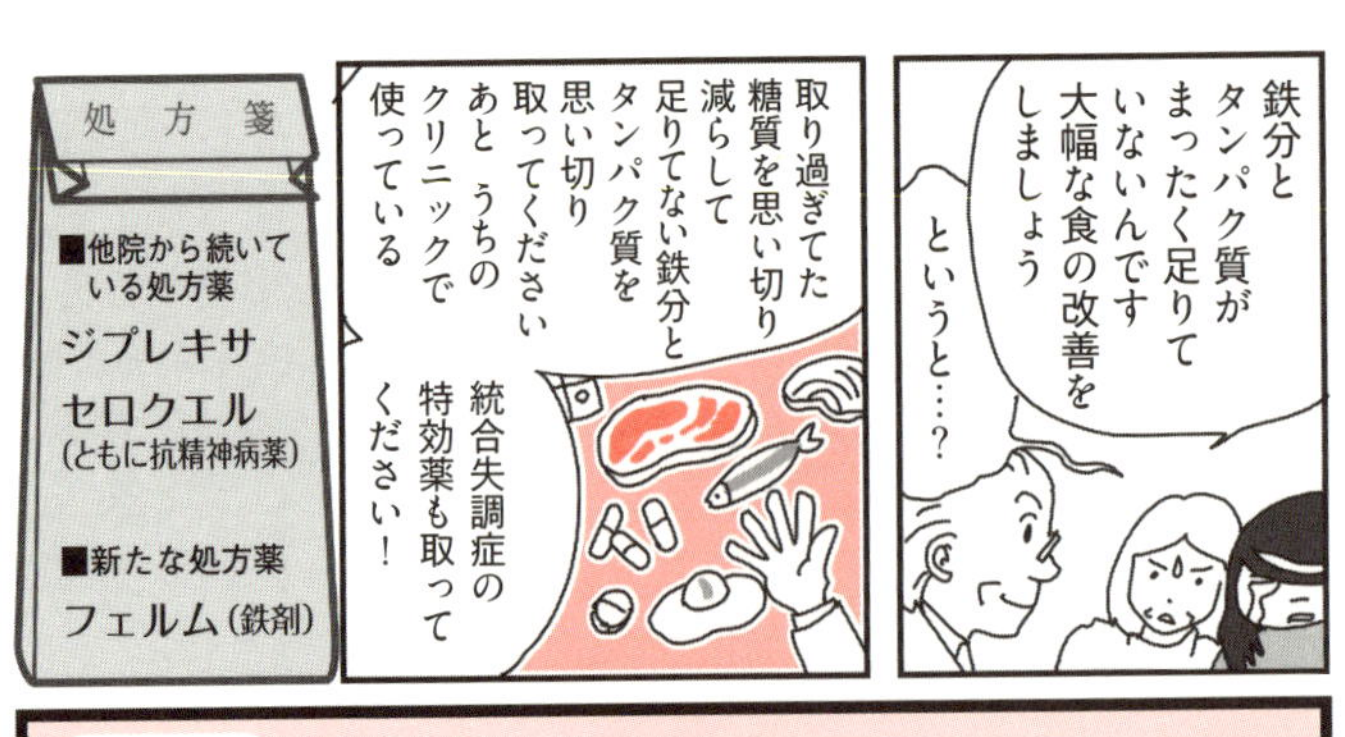

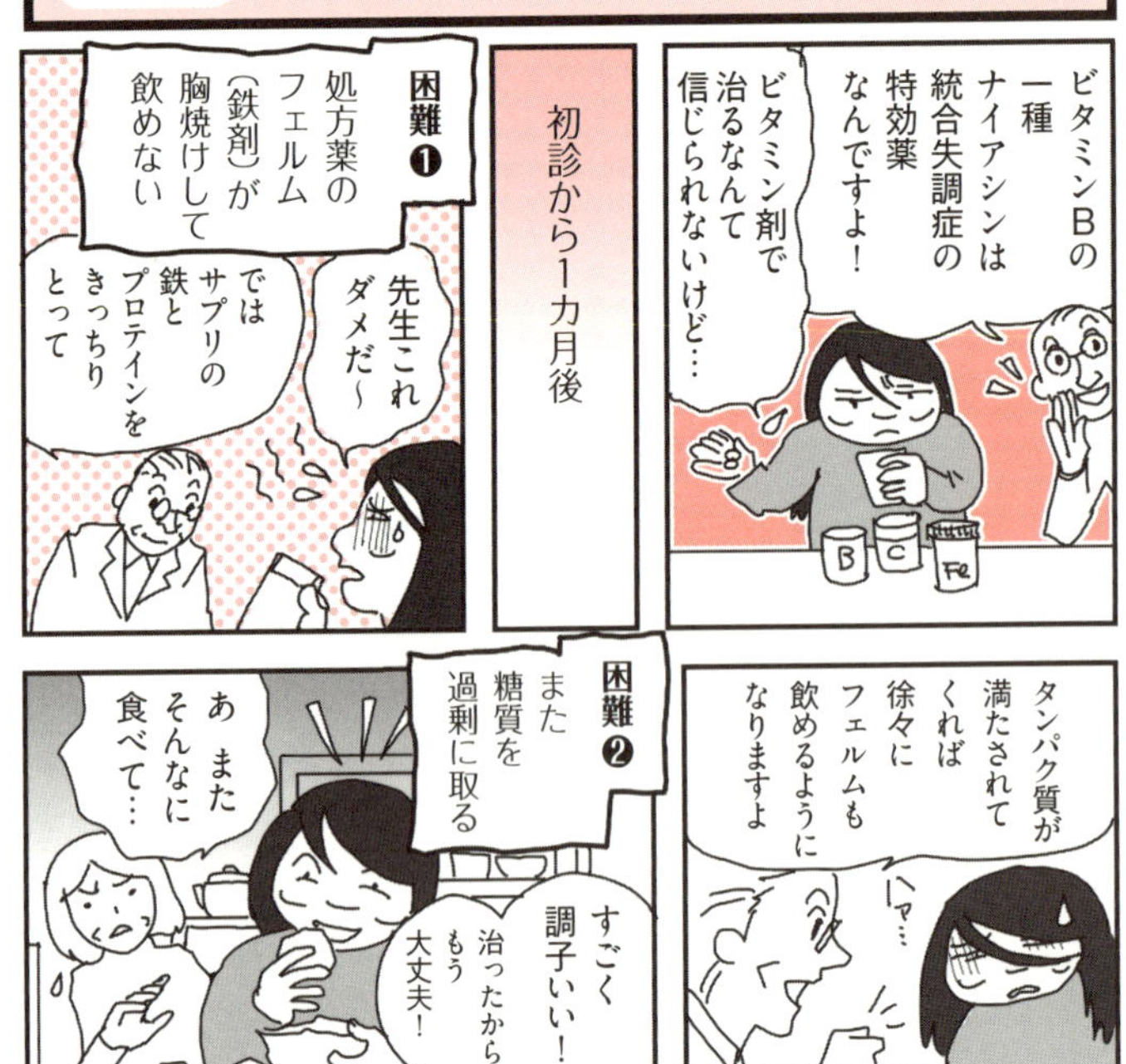

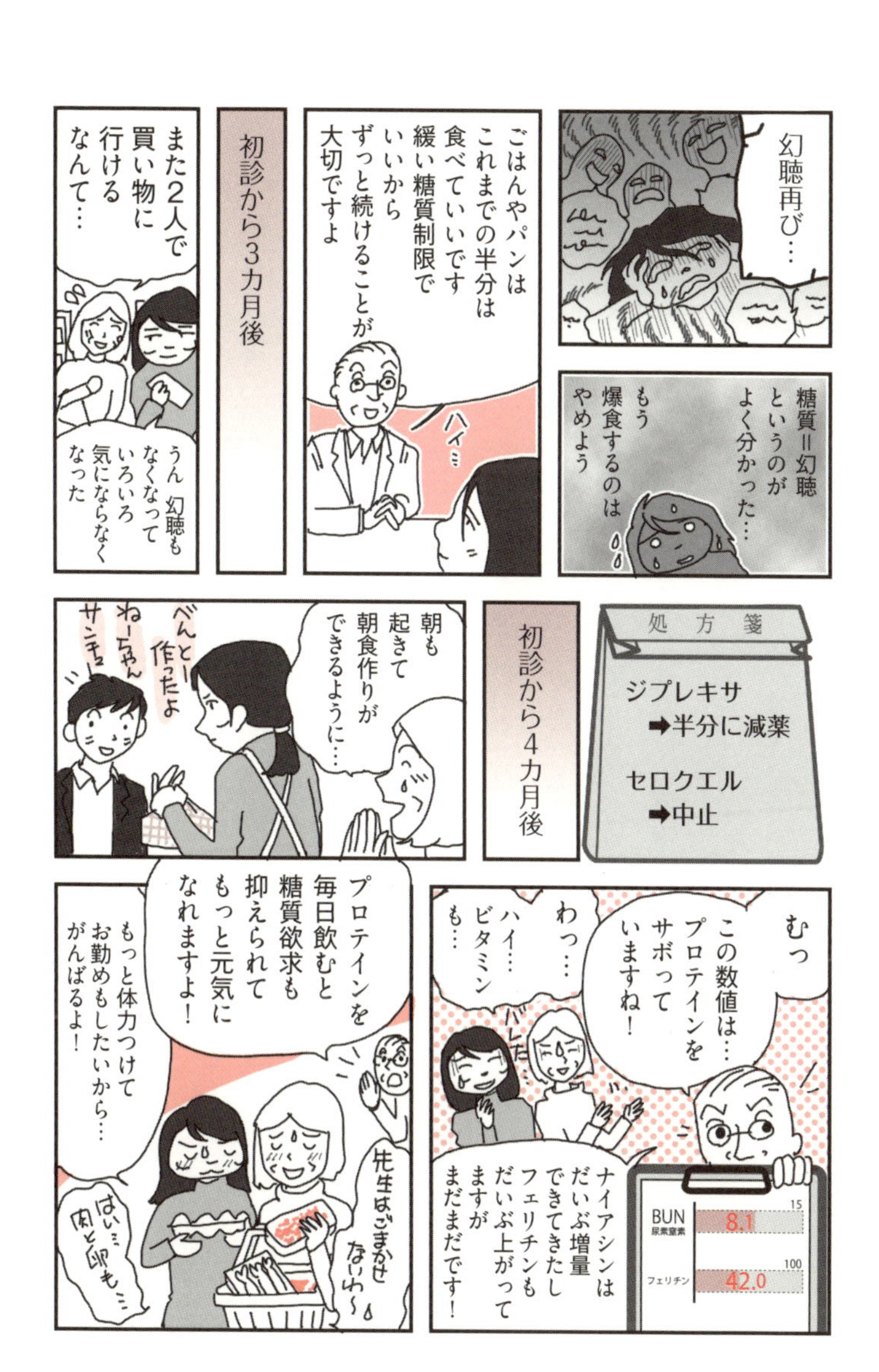

幻聴再び…
糖質＝幻聴というのがよく分かった…
もう爆食するのはやめよう
ごはんやパンはこれまでの半分は食べていいです緩い糖質制限でいいからずっと続けることが大切ですよ
ハイ…
初診から3カ月後
また2人で買い物に行けるなんて…
うん 幻聴もなくなっていろいろ気にならなくなった
処方箋
ジプレキサ
➡半分に減薬
セロクエル
➡中止
初診から4カ月後
朝も起きて朝食作りができるように…
べんとー作ったよ
ねーちゃんサンキュ
むっ
この数値は…プロテインをサボっていますね！
わっ…
ハイ…ビタミンも…
バレた…
ナイアシンはだいぶ増量できてきたしフェリチンもだいぶ上がってますがまだまだです！
BUN
尿素窒素
8.1
15
フェリチン
42.0
100
プロテインを毎日飲むと糖質欲求も抑えられてもっと元気になれますよ！
もっと体力つけてお勧めもしたいから…がんばるよ！
先生はごまかせないわ～
はい…肉と卵も…

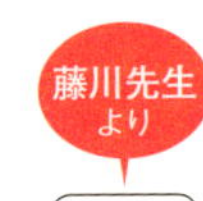

症例8

統合失調症のあなたへ

始まりは幻聴から。薬物治療や入院も効果なし……どんな状態？

佐野さん（仮名、20代女性）は、中学生のときに幻聴が始まり、その後「周囲の人がずっと自分を見張っている」と思い込む注察妄想も出始めました。

これらは典型的な統合失調症の症状です。

統合失調症は全人口の1％の人がかかる病気です。10〜20代で発症することが多く、幻覚や幻聴、妄想が現れるようになり、だんだん自閉的になって荒廃状態に至ることもあります。通常は治療の見込みが薄く、一生にわたって薬を飲み続ける必要があるとされています。社会生活を送るのは困難になっていくのが一般的です。

統合失調症については、わたしは糖質による心身への害を受けやすい体質の人が発症するのではないかと見ています。

糖質を取り過ぎたとき、糖尿病になる人とならない人がいますが、これは糖質による害を受けやすい人が糖尿病になるわけです。糖尿病の場合、発症するのは50代頃です。同様に、糖質による害を受けやすい人の中でもとりわけ糖質に弱い体質の人は、糖質を過剰に取り続けることによって10～20代で統合失調症を発症するのだと考えられます。

統合失調症発病後は、糖質を取り過ぎると脳の神経細胞がどんどん脱落していきます。ですから早い時期に糖質を減らすことが重要だと考えられます。統合失調症の患者さんでは、糖質の摂取を減らせば幻聴などが減り、逆に菓子パンなどを一気にたくさん食べると幻聴が強くなるといった傾向もあるのです。

外にも出られず、7年が経過。治る見込みがないといわれる病気をどう治療する？

佐野さんは大学を中退し、7年ほど引きこもる生活を送っていました。問診すると、昔から甘いものが大好きで、引きこもりがちになってからもお菓子をたくさん食べていたといいます。典型的な糖質過多による統合失調症が疑われました。

血液検査をすると、BUNは14・9mg／dl、フェリチンは33ng／mlで、タンパク質不足と鉄不足があることも明白になりました。

そこで、これまで通っていた病院で処方されていたのと同じ抗精神薬2種類を継続する一方、糖質を制限してタンパク質をたっぷり取る食事に切り替えるよう指導しました。糖質制限といっても糖質を急に断つのは難しいため、「砂糖を使った食べ物は口にしない」「お米や小麦などの主食はこれまでの半分の量に抑える」という、実践しやすい「ゆる糖質制限」です。

加えて、貧血を解消するための鉄剤を処方し、当院で統合失調症の第一選択としているナイアシン（ビタミンＢ３）のサプリメントを１日５００㎎取ってもらうことにしました。

ナイアシンは、海外では統合失調症の治療での使用例があり、当院でも多くの患者さんに効果が見られています。

佐野さんの治療の経過は……

佐野さんは、長年の糖質過多な生活のため消化器官も弱っており、鉄剤は胸焼けがして服用し続けられませんでした。そこで初診から１カ月後に、胃腸に優しいキレート鉄のサプリメントに切り替えることにしました。

初診から３カ月が過ぎると、幻聴がなくなり、注察妄想も気にならなくなって、親子で買い物に出かけられるまでになりました。そこで抗精神病薬は1種類を中止し、もう1種類は半分に減薬することにしました。

そして初診から4カ月たった頃にはさらに元気になり、朝食を自分で作れるまでに回復したのです。

佐野さんは現在も当院への通院を続けています。たまに糖質を取り過ぎて調子を崩すことはあるものの、ナイアシン、鉄分、プロテインの摂取を継続しており、少量の薬で症状を抑えることに成功しています。

症例 8

「統合失調症」の佐野さんのカルテ

栄養改善の内容

- ３食中の糖質はこれまでの半分にする
- 肉、卵を毎食食べる
- お菓子は完全にやめる
- フェルム（鉄の処方薬）１錠×夕
  ➡ すぐに飲めなくなって中止
- ナイアシン500mg　１日１錠　夕
  １カ月後から500mg　１日３錠　朝昼夕に各１錠
- プロテイン１日40g　朝夕に各20g
  慣れたら１日60g　朝昼夕に各20g　３カ月後から時々
- キレート鉄36mg　１日２錠　夕
- ビタミンB50mg　１日２錠　朝夕に各１錠
  ３カ月後から時々
- ビタミンC1000mg　１日３錠　朝昼夕に各１錠
  ３カ月後から時々
- ビタミンE400IU　１日１錠　朝　３カ月後から時々

処方薬

- ジプレキサ5mg
  ➡ ３カ月後に2.5mgに減薬
- セロクエル50mg
  ➡ ３カ月後に中止

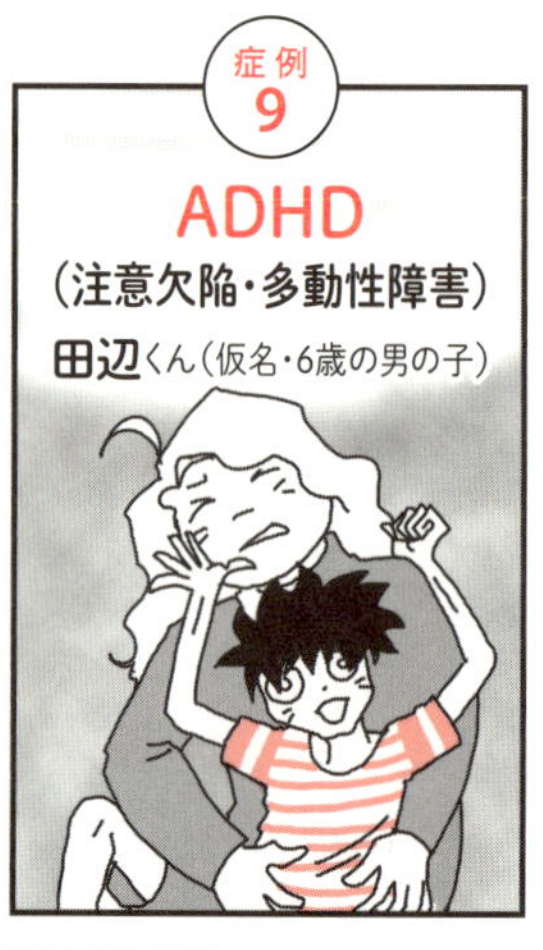
症例
9
ADHD
(注意欠陥・多動性障害)
田辺くん(仮名・6歳の男の子)

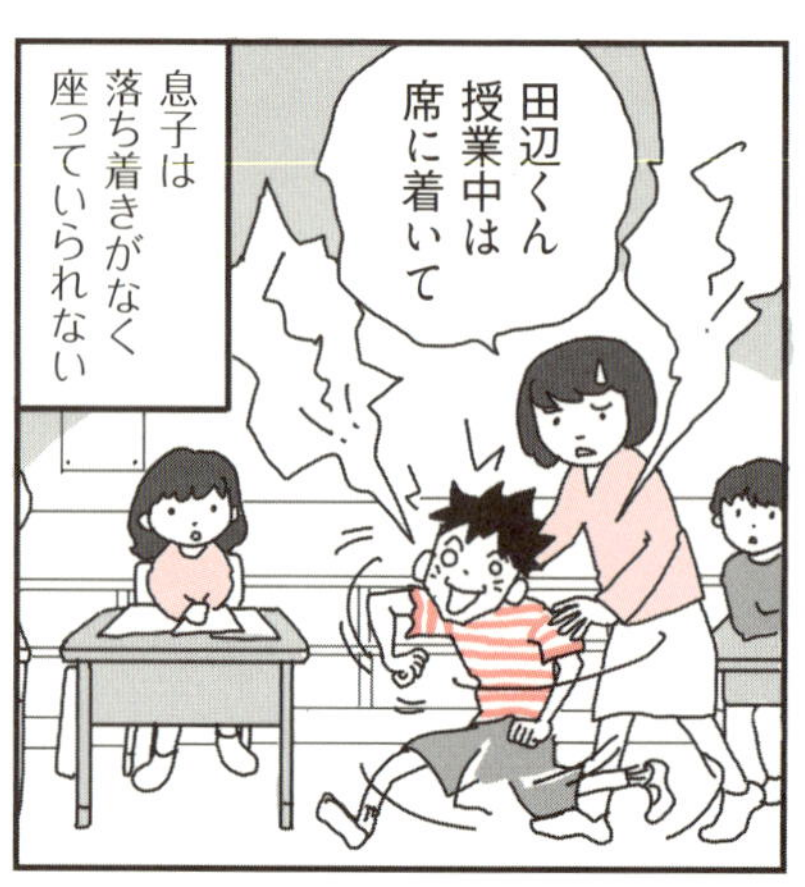
田辺くん
授業中は
席に着いて
息子は
落ち着きがなく
座っていられない

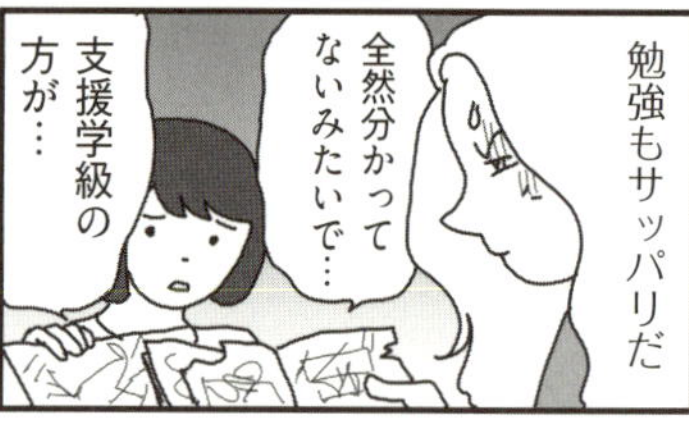
勉強もサッパリだ
全然分かって
ないみたいで…
支援学級の
方が…

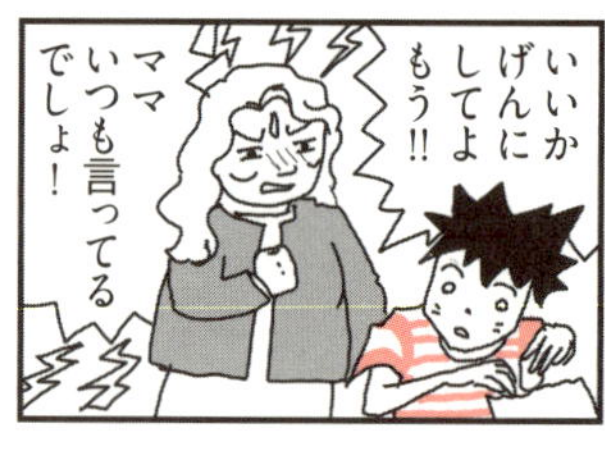
いいか
げんに
してよ
もう!!
ママ
いつも言ってる
でしょ!

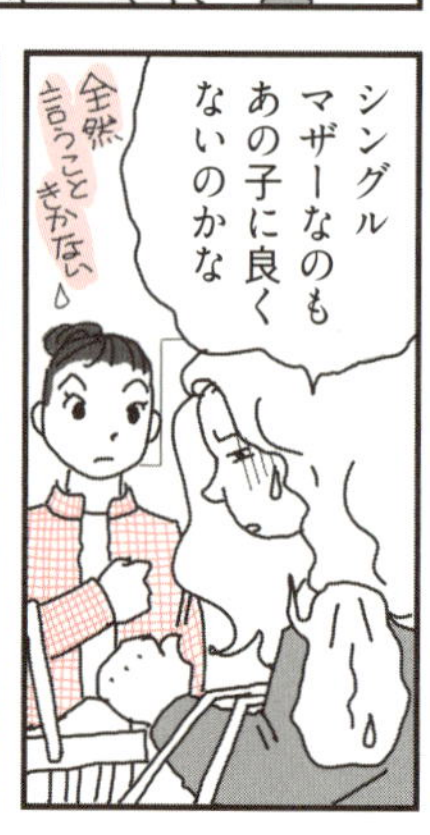
シングル
マザーなのも
あの子に良く
ないのかな
全然
言うこと
きかない

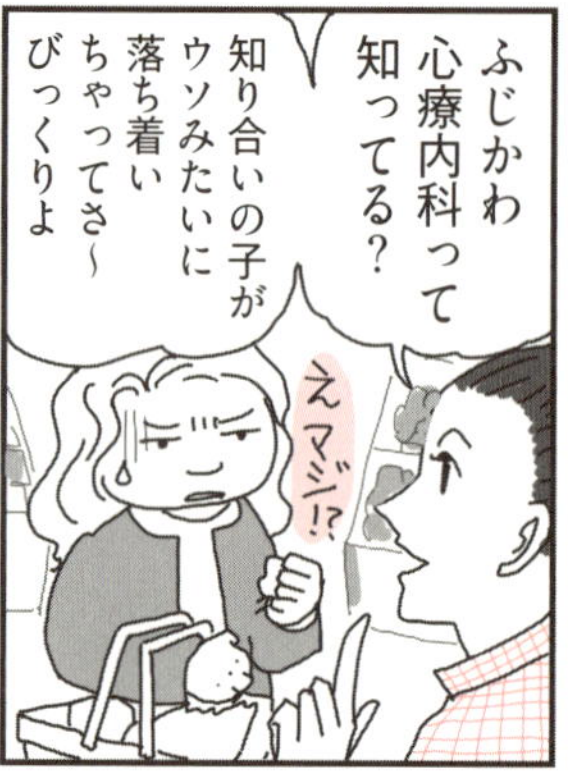
ふじかわ
心療内科って
知ってる?
知り合いの子が
ウソみたいに
落ち着い
ちゃってさ〜
びっくりよ
えマジ!?

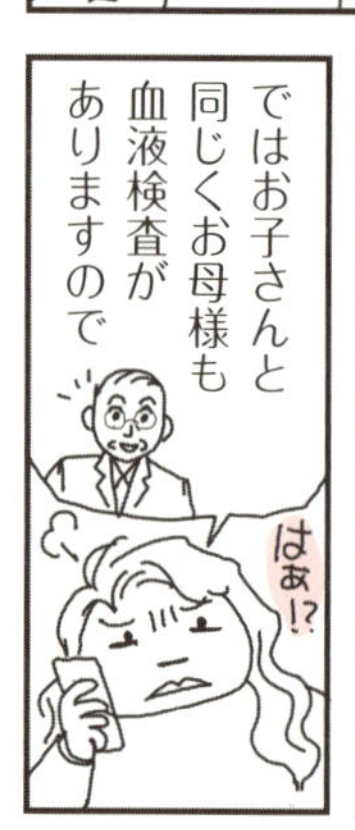
ではお子さんと
同じくお母様も
血液検査が
ありますので
はあ!?

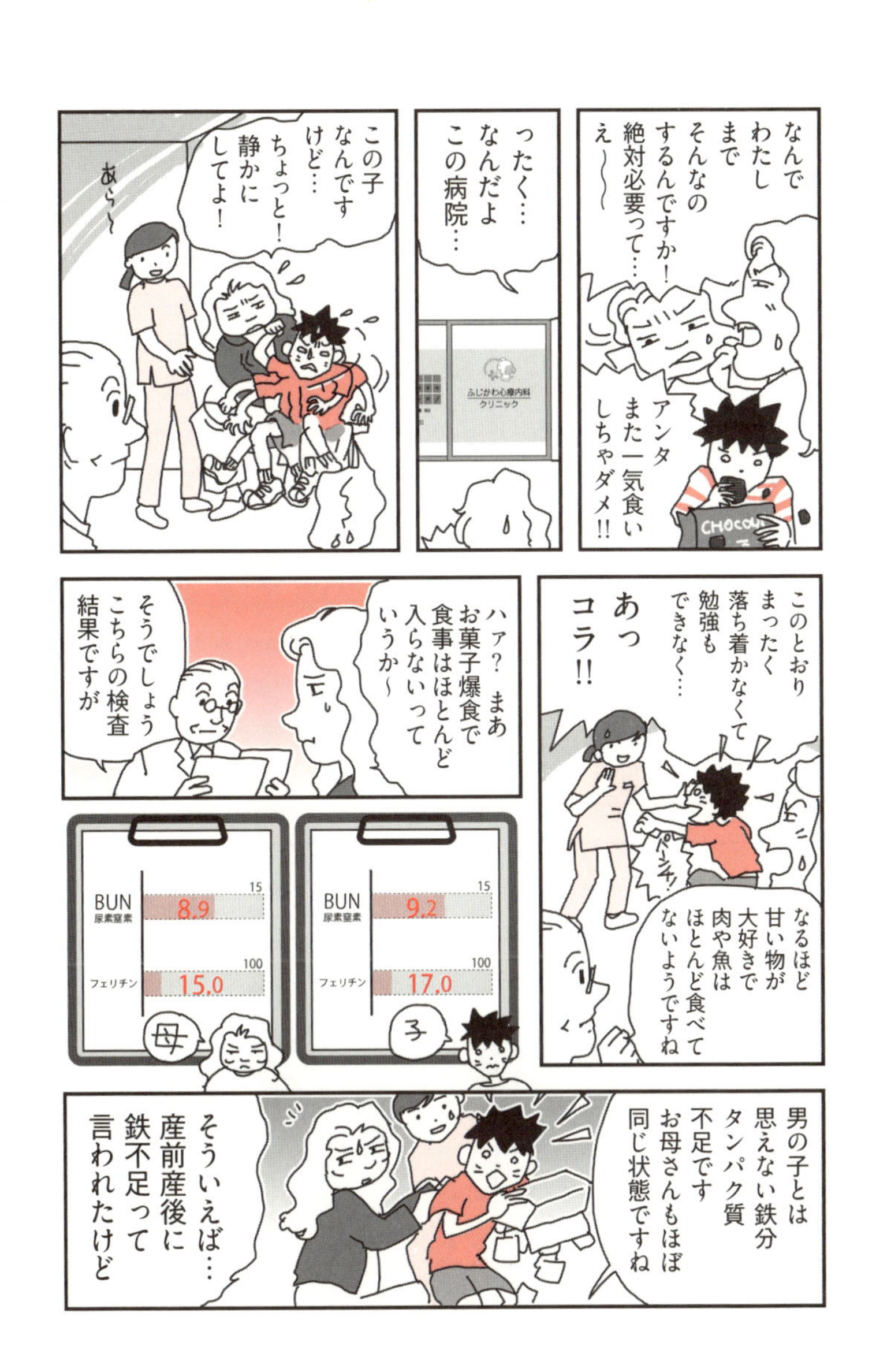
なんでわたしまでそんなのするんですか！絶対必要って…え〜〜〜
アンタまた一気食いしちゃダメ!!
ったく…なんだよこの病院…
ふじかわ心療内科クリニック
この子なんですけど…ちょっと！静かにしてよ！
あら〜
このとおりまったく落ち着かなくて勉強もできなく…
あっコラ!!
パーンチ！
ハァ？ まあお菓子爆食で食事はほとんど入らないっていうか〜
そうでしょうこちらの検査結果ですが
BUN 尿素窒素 9.2 15
フェリチン 17.0 100
子
BUN 尿素窒素 8.9 15
フェリチン 15.0 100
母
なるほど甘い物が大好きで肉や魚はほとんど食べてないようですね
男の子とは思えない鉄分タンパク質不足ですお母さんもほぼ同じ状態ですね
そういえば…産前産後に鉄不足って言われたけど

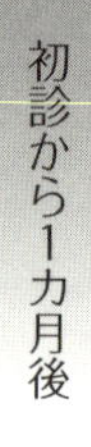
初診から1カ月後

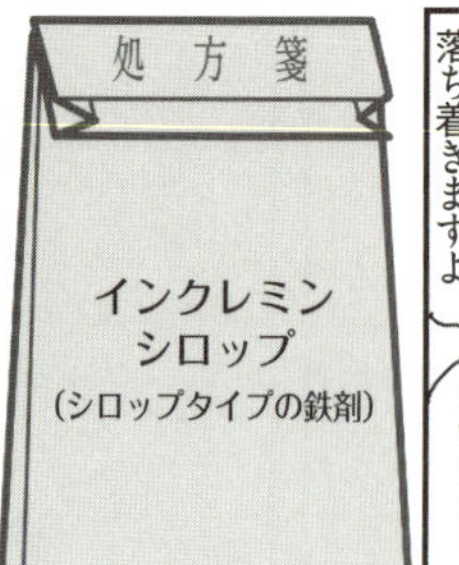
処方箋
インクレミン
シロップ
(シロップタイプの鉄剤)

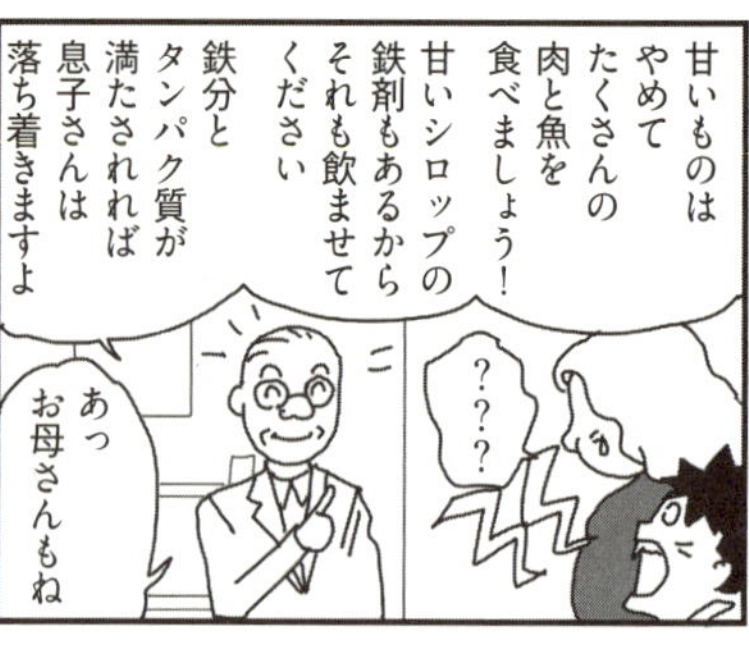
甘いものはやめてたくさんの肉と魚を食べましょう！甘いシロップの鉄剤もあるからそれも飲ませてください
鉄分とタンパク質が満たされれば息子さんは落ち着きますよ
あっお母さんもね
？？？

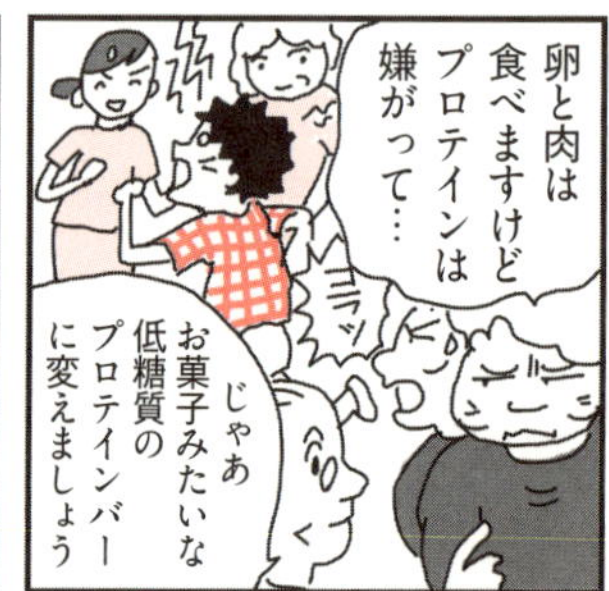
卵と肉は食べますけどプロテインは嫌がって…
じゃあお菓子みたいな低糖質のプロテインバーに変えましょう

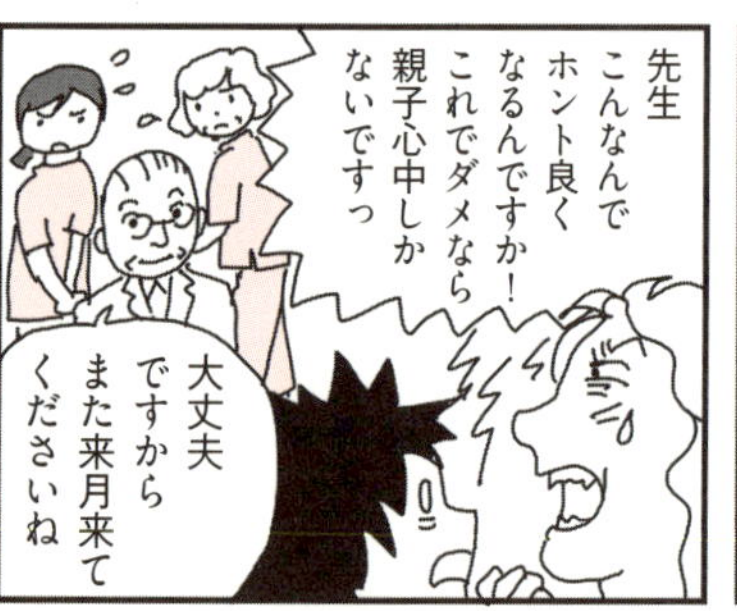
先生こんなんでホント良くなるんですか！これでダメなら親子心中しかないですっ
大丈夫ですからまた来月来てくださいね

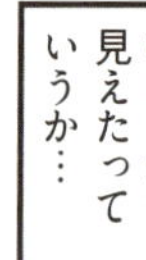

2カ月後

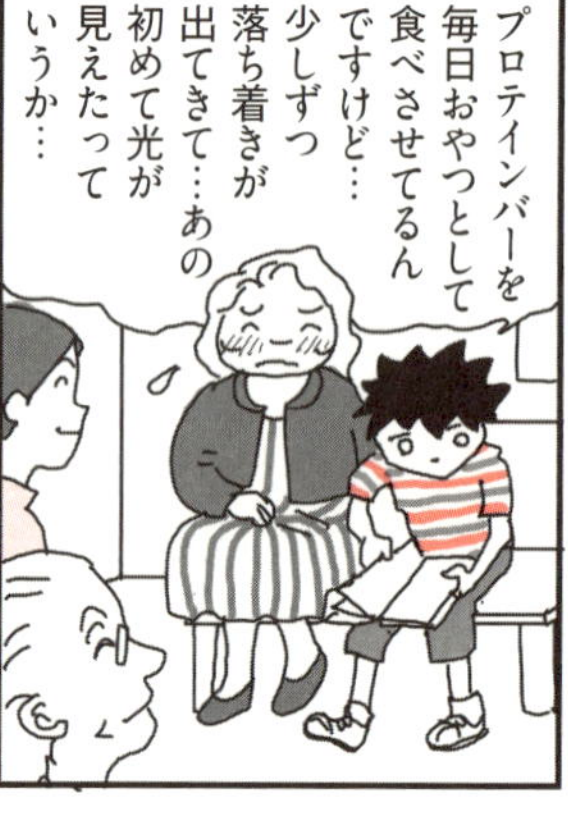
プロテインバーを毎日おやつとして食べさせてるんですけど…少しずつ落ち着きが出てきて…あの初めて光が見えたっていうか…

3カ月後

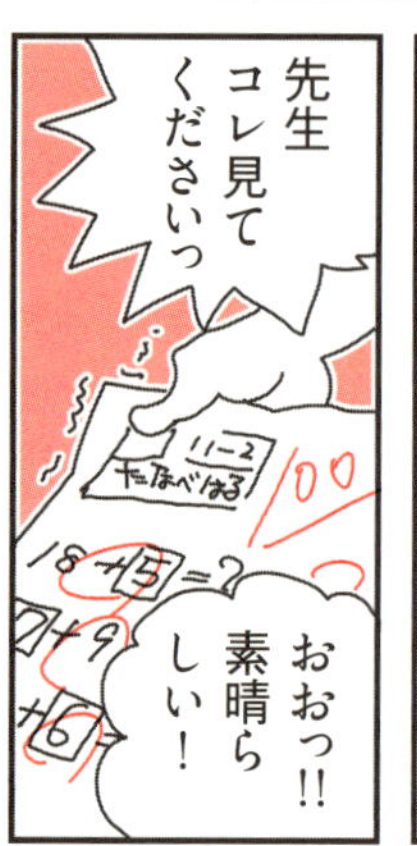
先生コレ見てくださいっ
おおっ!!素晴らしい！

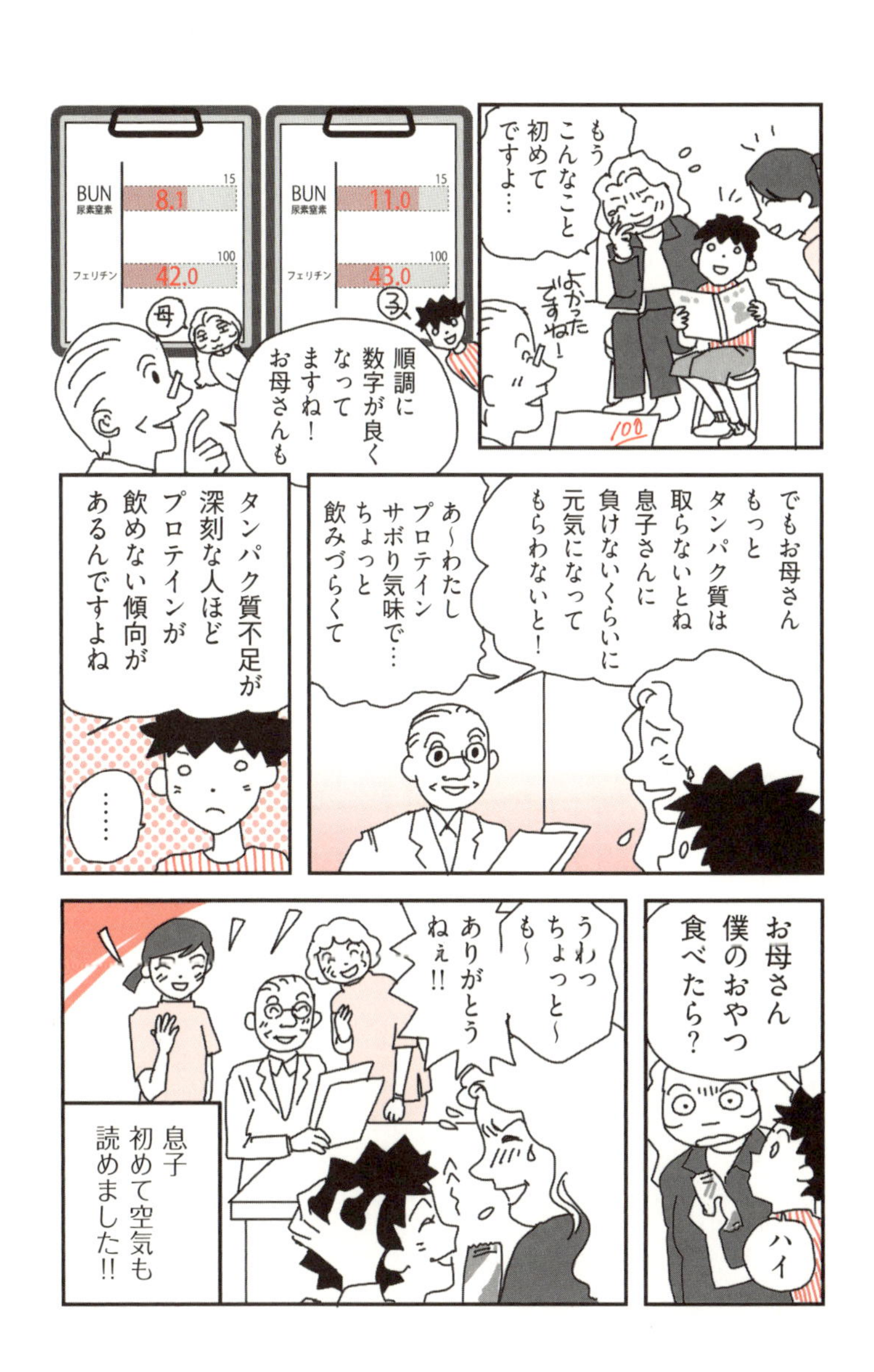
もうこんなこと初めてですよ…
よかったですね！
100
BUN
尿素窒素
15
11.0
100
フェリチン
43.0
子
BUN
尿素窒素
15
8.1
100
フェリチン
42.0
母
順調に数字が良くなってますね！お母さんも
でもお母さんもっとタンパク質は取らないとね息子さんに負けないくらいに元気になってもらわないと！
あ〜わたしプロテインサボり気味で…ちょっと飲みづらくて
タンパク質不足が深刻な人ほどプロテインが飲めない傾向があるんですよね
……
お母さん僕のおやつ食べたら？
ハイ
うわっちょっと〜も〜
ありがとうねぇ!!
息子初めて空気も読めました!!

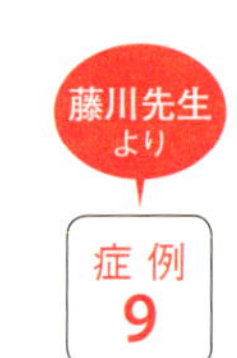

ADHDのお子さんと貧血のお母さんへ

授業中も座っていられないほどの落ち着きのなさ……どんな状態？

お母さんに連れられて当院に来た田辺くん（仮名、6歳男児）は、重度のADHD（注意欠陥・多動性障害）でした。授業中に座っていることができず、まったくといっていいほど成績が伸びません。言い聞かせてもきりがなく困り果てたお母さんに、知り合いが当院をすすめてくれたのだそうです。

これまでに当院を受診しているADHDやLD（学習障害）の子どもは、全員、フェリチン値が低いという特徴があります。このためわたしは、鉄不足がADHDやLDの原因になっているのではないかと考えています。鉄不足だと足がむずむずするレストレスレッグス症候群を発症することがありますが、ADHDの子どもがじっとしていられない様子を見ていると、似たところがあるとも感じています。

ちなみに、ADHDは男児に多い病気です。患者数の男女の比率はだいたい男児3～4人に対して女児1人程度です。このような差が生じるのは、男児は鉄不足に対する耐性がないことが原因ではないかと考えられます。女性は生理や出産などで体から鉄分が失われることが想定されていますが、男性の場合、鉄不足になりにくい半面、いざ鉄不足になると耐性がなく心身に異常をきたしやすいのでしょう。男児の場合、フェリチンが50ng／mlを切るようであれば最重度の鉄不足なので、鉄を補う必要があります。

親子そろって糖質に偏った食生活。どう治療する？

子どもの初診のときは、お母さんの様子も確認します。田辺くんのお母さんは肥満気味で顔色が悪く、「ウチの子は治るんですか？」とピリピリした様子でした。お母さんも一緒に血液検査をすると伝えると「必要なんですか？」と怪訝そうでしたが、親子は食生活が似通っていることが多いため、一緒に血液検査をして傾向を把握した方がいいとわたしは考えています。

血液検査の結果、お母さんはＢＵＮ８・９㎎／dl、フェリチン15ng／mlで、田辺くんはＢＵＮ９・２㎎／dl、フェリチン17ng／mlでした。いずれも低値で、糖質過多・タンパク質不足の食生活であることがうかがえますし、２人とも貧血といえる水準です。特に６歳男児でフェリチンが20ng／mlというのは非常に問題があります。ＡＤＨＤを発症しても不思議ではありません。田辺くんは診察中もまったくじっとしていることができず、早期の対処が必要な状態でした。

食生活について聞くと、子どもはお菓子が好きで食事はあまりきちんと食べておらず、肉や卵もほとんど取っていないといいます。お母さんの食生活も糖質に偏りがちなようです。

そこで、田辺くんにはお菓子をできるだけ控えて肉や卵などを積極的に食べること、プロテインを飲むことを指導し、お母さんにも同様にしてもらうことにしました。また子どもにも飲みやすい、甘いシロップの鉄剤を処方しました。

田辺くんの治療の経過は……

初診から1カ月の時点では、田辺くんの状態はあまり変わっていませんでした。お母さんなりに今までよりは肉や卵を食べさせているというものの、量が足りていないようでした。プロテインは飲むのを嫌がるといいます。

プロテインは、「口に合わない」「おいしくない」という人も少なくありません。そこで、田辺くんにはお菓子のように食べられる低糖質のプロテインバーを利用してもらうことにしました。

すると2カ月後には、診察のときに座っていられるまでになりました。田辺くんは、待合室でも座って本を読んでいたといいます。常に駆け回っていたことを考えると、これは劇的な変化です。そして初診から3カ月後には、きちんと座って人の話を聞けるようになり、学校のテストも点数が大幅にアップしたのです。血液検査をすると、田辺くんのフェリチン値は43ng／mlにまで改善しており、順調に増え始めていました。

通常、子どものタンパク質不足や鉄不足は、保護者による食生活の管理ができていないことが原因で起こります。できるだけ肉や卵をしっかり食べさせるよう心掛けたいところです。偏食がある場合は、田辺くんのようにプロテインバーなどを活用して補うことも検討した方がいいでしょう。

症例
9

「ADHDのお子さんと貧血のお母さん」のカルテ

栄養改善の内容

◎初診時より

お子さん＆お母さん

- 砂糖を使ったお菓子をやめる
- 糖質（ごはん、パン、麺類）をこれまでの半分にする
- 肉、卵を毎食食べる
- プロテイン　１日60g　朝昼夕に各20g
- キレート鉄36mg　１日３錠　夕

◎ひと月後から

お子さん

- プロテイン ➡ プロテインバーに変更
- インクレミンシロップ（鉄の処方薬）　10mℓ×朝夕

お母さん

- フェルム（鉄の処方薬）　１錠×夕

おわりに

本書では、わたしがどのような考え方で治療に当たっているのか、栄養を取ることでどのようにして心の病気を治していくのかを、症例もあわせて具体的に紹介してきました。

一通りお読みいただいた方は、きっとご自分で栄養状態を見直すことができるはずです。「広島の病院までは、遠くてとても通えない」という人も、ぜひ本書を読み込んで、食生活の改善やサプリメントの摂取に取り組んでみてください。

実のところ、わたしのもとには、わたしの著書やブログ、フェイスブックへの投稿を読んで、**うつ病やパニック障害などを自力で克服したという報告も多数寄せられています。**

本書でも触れましたが、糖質をやめるのが難しければ、「ご飯やパンを半分に、甘い飲み物や食べ物は控える」程度の緩い糖質制限から始めても構いません。

また、高タンパク質な食品をたくさん食べるのが難しければ、プロテインのサプリメントをどんどん活用すればいいのです。鉄分やビタミンも、食べ物から取る分で足りなければ、安くて高品質なサプリメントが強い味方になります。

ご紹介してきた治療法は、非常にシンプルな考え方に基づいており、どなたにも実践していただきやすいはずです。ぜひ前向きに取り組んでみてください。

きっと、症例でご紹介した方々のような症状の改善を実感していただけるでしょう。

本書を手に取っていただいたことをきっかけに、皆さんの毎日が好転したら、心を良くする医師として望外の喜びです。

2019年1月

藤川徳美

サプリメント

タンパク質不足があるケースに

栄養素名▶ **タンパク質（プロテイン）**

サプリ名▶ **粉末、バータイプなど取りやすいものを患者さん自身で自由選択**

タンパク質不足、糖質依存、摂食障害を改善するほか、精神科治療薬の効果を高める。吸収の良い「ホエイプロテイン」を推奨。

●飲み方例：「体重（kg）× 1」グラムを目安に摂取。

不眠、不安、統合失調症の第一選択サプリ

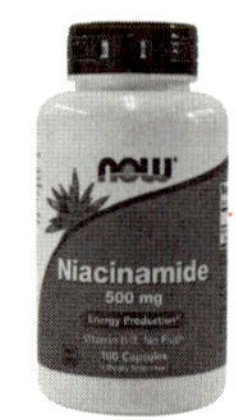

栄養素名▶ **ナイアシン（ビタミンB3）**

サプリ名▶ **NOW FOODS ナイアシンアミド500mg**

ビタミンB群の一つ。血管拡張による紅潮「ナイアシンフラッシュ」という副作用を起こさないよう加工された「ナイアシンアミド」。

●飲み方例：朝昼夕に各１錠（１日３錠）

上記はすべて1000～1500円くらいで以下のサイトにて購入可能。

▼

iHerb https://jp.iherb.com/

※藤川医師の推奨サプリはここから
https://jp.iherb.com/me/5392347043143371124

藤川医師が治療に使っている

基本のATPブースト（エネルギー激増）セット

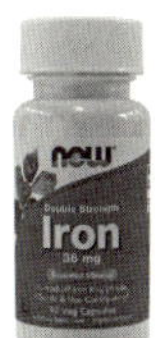

栄養素名▶ **鉄**

サプリ名▶ **NOW FOODS アイアン36mg**

飲みやすく、吸収率を高めた「キレート鉄」。重症の貧血患者には処方薬の鉄剤「フェルム」とダブル使いする。ビタミンEとは時間をずらすこと。

●飲み方例：夕に２～３錠（１日２～３錠）

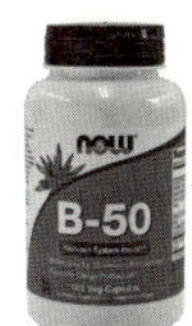

栄養素名▶ **ビタミンB**

サプリ名▶ **NOW FOODS　B-50**

ビタミンB1、B2、B3（ナイアシンアミド）、B6、B12を50mg配合。エネルギー代謝を助ける。

●飲み方例：朝夕に各１錠（１日２錠）

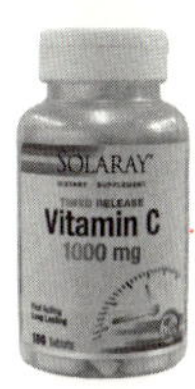

栄養素名▶ **ビタミンC**

サプリ名▶ **SOLARAY　Vitamin C1000mg**

24時間以上効果が持続するタイムリリースタイプ。エネルギー代謝に欠かせない。Bと合わせて取ると代謝アップ。

●飲み方例：朝昼夕に各１錠（１日３錠）

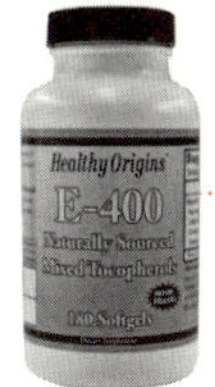

栄養素名▶ **ビタミンE**

サプリ名▶ **Healthy Origins　E-400**

代謝アップの効果が強い天然型ビタミンE（d-αトコフェロール）400IU配合。上記の栄養素の吸収率を高める。

●飲み方例：朝に１～２錠（１日１～２錠）

フェリチン測定が可能な
医療機関と医師一覧

本書で解説した鉄の指標となる「フェリチン」は、血液検査の項目に入っていないことが一般的です。

そのため、以下にフェリチンの測定可能な医療機関を紹介します。

来院前には必ず各医療機関へお電話にてフェリチン測定希望を伝えた上、以下についてご確認ください。

❶ 休診日、診察時間
❷ 予約が必要かどうか
❸ 検査費用

※症状の有無によって、検査費用は保険外になることもあります。

※以下は2019年1月の情報です。

[北海道・東北]

紅露伸司先生　医療法人札幌円山整形外科病院

北海道札幌市中央区北7条西27丁目1-3
☎011-612-1133　http://www.maruyama-seikeigeka.com

柿澤美保先生　一般財団法人光ヶ丘愛世会 光ヶ丘スペルマン病院

宮城県仙台市宮城野区東仙台6-7-1　☎022-257-0231　http://www.spellman.or.jp

田村亨先生　たむら内科クリニック

青森県弘前市清水1-9-8　☎0172-37-1233　https://www.tmc-aomori.com

[関東]

原慎一先生　医療法人社団 伸永会東新宿歯科予防ケアクリニック

東京都新宿区新宿6-29-9　☎03-6273-9285　https://hss-ycc.jp

平井清先生　よしこ心療内科

東京都文京区千駄木3-37-20 団子坂カンカンビル6階　☎03-3823-8265

望月吉彦先生　医療法人社団エミリオ森口 芝浦スリーワンクリニック

東京都港区芝浦1-1-1 浜松町ビルディング1階　プラザ111内
☎03-6779-8181　http://www.emilio-moriguchi.or.jp

小原太郎先生　小原りぼんクリニック

東京都大田区久が原2-17-18　☎03-6410-6110　http://obara-rbn.com

福田世一先生

1 小倉台福田医院
千葉県千葉市若葉区小倉町875-6　☎043-234-1991　http://www.clinic-fukuda.jp

2 医療法人沖縄徳洲会 四街道徳洲会病院
千葉県四街道市吉岡1830-1　☎043-214-0111　http://www.yotsutoku.jp/

小田行一郎先生　菫(すみれ)ホームクリニック

千葉県千葉市中央区新宿2-16-20-401
☎043-204-5755　http://sumire-homeclinic.jp

宗田哲男先生　宗田マタニティクリニック

千葉県市原市根田320-7　☎0436-24-4103　http://www.muneta.org

横部旬哉先生　朝霞あおば台整形外科

埼玉県朝霞市青葉台1-3-2 青葉台メディカルプラザ1階
☎048-424-2841　http://aobadai-seikei.jp

門脇晋先生　富岡地域医療企業団 公立富岡総合病院　外科

群馬県富岡市富岡2073-1　☎0274-63-2111　http://www.tomioka-hosp.jp

小泉幸彦先生　小泉医院

群馬県富岡市富岡891　☎0274-62-0039　https://koizumi.or.jp/

[中部]

松田純一先生　医療法人社団盛翔会 浜松北病院

静岡県浜松市東区大瀬町1568　☎053-435-1111

塩川あずさ先生　あずさ眼科

静岡県静岡市駿河区中田3-3-5 クリエイトSD 静岡中田店2F
☎054-204-0400　https://azusa-ganka.com/

高木輝秀先生　高木外科内科医院

愛知県岡崎市洞町字東前田27-2
☎0564-66-0008　http://takagi-gekanaika.com

政井哲兵先生
医療法人佐久平リプロダクションセンター 佐久平エンゼルクリニック

長野県佐久市長土呂1210-1
☎0267-67-5816　https://www.sakudaira-angel-clinic.jp

高橋一浩先生　**木沢記念病院　小児科**

岐阜県美濃加茂市古井町下古井590
☎0574-25-2181　http://kizawa-memorial-hospital.jp/

内山徹先生　**内山整形外科医院**

新潟県柏崎市駅前1-4-33
☎0257-22-2001　https://uchiyamaclinic.wordpress.com

[近畿]

岡田清春先生　**おかだ小児科医院**

滋賀県高島市今津町名小路1丁目1-6
☎0740-22-8071　http://www.okadaiin.com/

西井真先生　**西井クリニック**

兵庫県篠山市波賀野新田135　☎079-595-0221　http://www.nishiiclinic.com/

城谷昌彦先生　**ルークス芦屋クリニック**

兵庫県芦屋市大原町8-2むービル2階　☎0797-23-6033
http://www.lukesashiya.com

小山博史先生　**生馬（いこま）医院**

和歌山県和歌山市吉田436　☎073-422-1458　http://www.ikomaiin.com

向井克典先生　**向井病院**

和歌山県和歌山市北野283番地　☎073-461-1156

福田弥一郎先生　福田診療所

大阪府大阪市西淀川区歌島1-11-3
☎06-6471-3200　http://nishiyodo-med.or.jp/medical_institution/fukuda/

田島英治先生　東花園透析クリニック

大阪府東大阪市吉田5-9-12
☎072-965-0600　https://higashihanazono1.wixsite.com/clinic

八木和郎先生　小児科八木医院

大阪府堺市南区高倉台3-3-2　☎072-293-6223　http://yagiiin.com

西村龍夫先生　涼楓会にしむら小児科

大阪府柏原市国分本町3-9-3
☎0729-78-6597　http://www009.upp.so-net.ne.jp/tatsuo/top.htm

中川敏彦先生　医療法人厳誠会 中川クリニック

大阪府大阪市阿倍野区阿倍野筋1-5-36 アベノセンタービル地下１階
☎06-4396-6264

鳥居裕一朗先生　医療法人 鳥居医院

大阪府藤井寺市藤ケ丘1-12-16
☎072-955-0268　http://www.torii-clinic.net/

［中国、四国］

藤川徳美　ふじかわ心療内科クリニック

広島県廿日市市下平良1-3-36-201
☎0829-34-0035　http://www.myclinic.ne.jp/fujikawa_cli/pc/

伊藤欣朗先生　伊藤内科医院

広島県広島市中区白島九軒町15-7　☎082-221-5427　http://itonaika.in/

石田清隆先生　医療法人 広島ステーションクリニック

広島県広島市東区若草町11-2 グランアークテラス3F
☎082-568-1007　http://hs-clinic.jp/

小武家俊哉先生　小武家放射線科胃腸科医院

広島県広島市中区銀山町11-27　☎082-249-0041　http://www.kobukeiin.com/

片桐佳明先生　うした耳鼻咽喉科クリニック

広島県広島市東区牛田本町6-1-27 うしたみらいビル5階
☎082-502-8033　http://www.ushijibi.com/

萬谷昭夫先生　まんたに心療内科クリニック

広島県広島市佐伯区五日市駅前1丁目5-18 グラシアビル302
☎082-924-0020　http://www.mantani-clinic.jp

沼田光生先生　海風診療所

山口県周南市梅園町1-38　☎0834-33-0889　http://www.umi-kaze.com/

三世敏彦先生　三世ペインクリニック

愛媛県松山市桑原1-4-45　☎089-934-1374　http://www.mitsuyo-clinic.jp

[九州、沖縄]

木村浩先生　医療法人 博光会御幸病院

熊本県熊本市南区御幸笛田6-7-40　https://miyukinosato.or.jp/miyuki/

石原信一郎先生　医療法人堺整形外科医院福岡スポーツクリニック

福岡県福岡市南区向新町1-13-43
☎092-557-8886　http://www.med-sakai.jp/clinic/sports_clinic/toshitsu

塚本雅俊先生　つかもと内科

福岡県福岡市早良区飯倉3丁目31-14
☎092-832-5901　http://tsukamotoclinic.com/

熊澤浩明先生　YSくまざわクリニック

福岡県福岡市中央区天神1-7-11 イムズ7階
☎092-707-1111　http://ys-kumazawa-clinic.com/

田中理香先生　スタジオ リカ クリニック

福岡県筑紫野市原田7-5-11　☎092-926-8812　http://rikaclinic.jp/

日高淑晶先生　医療法人花葉会 船塚クリニック

宮崎県宮崎市船塚3丁目114-2　☎0985-73-8830

牧孝将先生　小栁記念病院　外科

佐賀市諸富町大字諸富津230-2　☎0952-47-3255　http://www.koyanagi-hp.or.jp

大田静香先生　名瀬徳洲会病院　漢方内科

鹿児島県奄美市名瀬朝日町28-1　☎0997-54-2222

斉藤寛史先生　医療法人さとし会 みのりクリニック

鹿児島県鹿児島市小川町22-6プランドール小川町2階
☎099-210-7890　http://minori-clinic.org/

町田宏先生　まちだクリニック

沖縄県中頭郡北谷町上勢頭556-3
☎098-921-7300　http://www.machida-clinic.com

今西康次先生　じねんこどもクリニック

沖縄県沖縄市山里1-1-2パーチェ山里3階
☎090-8383-5261　https://jinen.blog/

[著者プロフィール]

藤川徳美（ふじかわ とくみ）

ふじかわ心療内科クリニック院長
医学博士／日本精神神経学会専門医・指導医

広島大学医学部卒業後、広島大学神経精神医学教室入局。広島大学医学部付属病院精神神経科、県立広島病院精神神経科でうつ病の薬理、画像研究を行う。その後、国立病院機構賀茂精神医療センターに勤務、MRIを用いた老年期うつ病研究を行い、老年発症のうつ病には微小脳梗塞が多いことを世界に先駆けて発見する。2008年、広島県廿日市市内にてふじかわ心療内科クリニックを開院。うつ病をはじめとした気分障害、不安障害、睡眠障害、ストレス性疾患、摂食障害、認知症の治療に携わる。高タンパク低糖質を中心とした栄養療法で目覚ましい実績を上げている。最近では多くの子どもの問題行動も改善に導いている。著書に『うつ・パニックは「鉄」不足が原因だった』（光文社）、『うつ消しごはん』（方丈社）がある。

■「精神科医こてつ名誉院長のブログ」
https://ameblo.jp/kotetsutokumi

■ フェイスブック
https://www.facebook.com/tokumi.fujikawa

アチーブメント出版

[twitter]
@achibook

[facebook]
https://www.facebook.com/achibook

[Instagram]
achievementpublishing

薬に頼らず
うつを治す方法

2019年（平成31年）2月4日　第1刷発行
2019年（平成31年）3月22日　第3刷発行

著者　藤川徳美

発行者　塚本晴久

発行所　アチーブメント出版株式会社
〒141-0031 東京都品川区西五反田2-19-2
荒久ビル4F
TEL 03-5719-5503／FAX 03-5719-5513
http://www.achibook.co.jp

装丁・本文デザイン　轡田昭彦＋坪井朋子
イラスト　江口修平
マンガ　シェリーカトウ
校正　株式会社ぷれす
編集協力　千葉はるか（パンクロ）
印刷・製本　株式会社光邦

ISBN 978-4-86643-044-7